EL ARTISTA SIN DOLOR

© 2020, Ana Velázquez Colominas

© 2020, Redbook Ediciones, s. l., Barcelona

Diseño de cubierta e interior: Regina Richling

Fotografías interiores: Ana Velázquez

Fotografía de cubierta: Shutterstock

ISBN: 978-84-121366-0-9

Depósito legal: B-28.182-2019

Impreso por Sagrafic, Passatge Carsi 6, 08025 Barcelona
Impreso en España - *Printed in Spain*

Ana Velázquez

EL ARTISTA SIN DOLOR

MA
NON
TROPPO

Dedicado a mis pacientes.

Especialmente quiero dar las gracias a todos los que han querido colaborar en este libro, ya que lo han hecho con la valentía de querer enriquecer a otros con sus palabras e imagen:
Oriol Aliè, Angelita Balcázar (Gely), Pablo Bravo, Joan Calabuig, Cristian Casado, Germán Gómez, Rober Gómez, Marc Horne, Susana Larriba, Víctor Lleixà, Ana Emma López, Jordi Reverté, Anabel Riquelme, Carlos Rueda, Xesca Serra y Alba Ventura.

Muchas gracias a Elvira Arbós Sabaté, mi querida compañera en CPAE, por aportar sus conocimientos y experiencia en un capítulo.

ÍNDICE

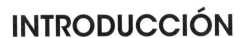

INTRODUCCIÓN

¿Las técnicas de entrenamiento se adecuan individualmente al intérprete para evitar lesiones y encontrar un camino corto y seguro para conseguirlo? Queriendo responder a esta pregunta nació este libro.

El trabajo que el intérprete lleva a cabo en escena es el resultado final de la suma de muchas horas de ensayo, ejercicios físicos, concentración, memoria y disciplina fuera del ámbito estricto de los escenarios. A veces, estas prácticas pueden no ser beneficiosas para todos. Para esclarecer qué puede mejorarse y cómo la ciencia puede estar al lado de las artes escénicas, describo mi experiencia.

De toda la información que he ido recopilando desde el año 1999, tanto por el trato con mis pacientes como en las experiencias que he ido teniendo personalmente sobre los escenarios y en contacto con actores, cantantes, bailarines e instrumentistas, he recogido lo más relevante y finalmente sale a la luz. He dedicado muchos años a la divulgación, afirmando que la ciencia y la investigación aplicada a las artes escénicas pueden desempeñar una gran labor juntas. Lo he sostenido tanto en escuelas de arte dramático como en conservatorios de música y danza, incluso en colegios profesionales de fisioterapia y en congresos sobre salud, prevención y fisioterapia en España, Chile, México, Uruguay, Nueva York, Portugal, Suiza, Costa Rica e Italia, y no es suficiente. Se requiere mucha más divulgación hasta que esta comunión esté al alcance de todos. Aunque ya existen, también, distintas asociaciones internacionales con la finalidad de unir en un mismo espacio las profesiones sanitarias y las artísticas, se necesita más conocimiento sobre el tema, sobre todo en la incorporación de este tema en los centros educativos. En España hemos creado una asociación sin ánimo de lucro. Se llama AMPAE (Asociación Multidisciplinar para las Artes Escénicas), de la que formo parte activa dentro de su junta directiva. Espero que algún día nos podamos encontrar en alguno de los actos que organizamos por todo el territorio español. AMPAE nació con el objetivo de aunar ciencia y artes escénicas para el bien común de ambas: para tratar de mejorar la salud de los artistas escénicos y para avanzar en el conocimiento de la ciencia especializada en las artes escénicas. Así pues, AMPAE pretende reunir tanto a artistas como a profesionales sanitarios para que se nutran mutuamente en un intercambio de información y conocimientos basado en el respeto a las distintas prácticas y la buena armonía entre los profesionales.

Doy las gracias a todos los fisioterapeutas que ya se han interesado en esta rama y se han formado específicamente con CPAE, el centro que dirijo para atender a artistas, sobre fisioterapia aplicada a las artes escénicas. Paulatinamente se oye hablar cada vez más sobre el tema, aunque esto no es suficiente.

Gracias, también, a todos los pacientes, asistentes a cursos y formaciones que han creído en este trabajo, lo han aplicado y, al ver resultados, lo han querido implantar entre sus alumnos y en sus colegios. Esto es algo que me hace muy feliz. Cuando un paciente te dice: «Ahora toco mejor» o «Ahora me muevo mejor», o «Esto que siento es nuevo para mí y me hace sentir muy a gusto», es magia. En este libro podréis leer algunos de los testimonios; no he recogido más que unos pocos de los que afortunadamente puedo presenciar casi a diario. Este es el principal motivo de la concepción de este libro, que debe servir para poder beneficiar a más gente. Ya basta de tabús que no nos llevan sino a tener miedo al cambio.

¿A quién va dirigido este libro?

Este libro va dirigido principalmente a actores, bailarines y a músicos que quieran mejorar su conciencia corporal y su rendimiento artístico sin aumentar el riesgo de padecer una lesión, conociendo mejor su cuerpo y los caminos que los llevan a mejorar.

Y se dirige a todos los que, trabajando sobre un escenario, quieran saber más sobre técnicas de interpretación, optimización de su talento y ejecución. Aunque haya dedicado un apartado del libro a instrumentistas, estos deben leerse todo el libro para comprender en profundidad este aspecto y sacarle el mayor partido.

En la puesta en escena actual, y por la orientación que está tomando la dirección últimamente, los directores optan por mezclar distintos tipos de artistas en los espectáculos, pudiendo encontrar en un mismo escenario músicos, actores y bailarines. Y estamos yendo un paso más allá, donde cada vez más, en los *castings*, se pide a un mismo artista que tenga cuantas más habilidades, mejor. Me refiero, sobre todo, a los musicales.

He estudiado, para atender a mis pacientes con la máxima apertura de miras, las distintas formas y técnicas que existen sobre el trabajo interpretativo, partiendo de mi experiencia para evaluar las que se realizan en distintas escuelas de teatro, interpretación, ensayos grupales en las compañías, conservatorios y centros musicales, tanto a escala nacional como internacional. He recopilado ejemplos de casos clínicos reales, dudas e inquietudes que me han ido surgiendo al ver variadas puestas en escena.

La búsqueda ha ido encaminada a responder a la pregunta: ¿cómo se puede mejorar a través del entrenamiento el hecho de que el artista se sienta más cómodo en el escenario acortando el camino para conseguirlo? ¿Qué técnicas o métodos usados actualmente retrasan la llegada de este objetivo? Voy a desarrollarlo partiendo de la base de que, para llegar a un resultado excelente, la ciencia debe estar al servicio del arte.

He incluido en este libro ejemplos concretos de actores y de músicos. Aunque provienen de estudios muy distintos, los he querido citar aquí porque cada vez hay más músicos que deben mostrarse e interactuar con el público. No solo por el hecho de tocar y mostrar su cuerpo, y no estar solo en el foso de un teatro, sino por las producciones teatrales en las que se pide la cooperación de los instrumentistas; que estos entren en escena y formen parte del espectáculo.

¿De qué trata este libro?

Después de la edición de mi libro *Cómo vivir sin dolor si eres músico* recibí muchos comentarios para completarlo en el ámbito más general de las artes escénicas. En esta obra os presento mis nuevas experiencias y conocimientos para que podais adquirir un óptimo rendimiento ante el público.

En esta edición, vamos a trabajar **el cuerpo, la voz y la emoción en movimiento**, con el fin de que tengamos una voz y un cuerpo liberados, la llave maestra para un eficiente trabajo interpretativo.

Los capítulos desarrollados son una lista de temas que han ido surgiendo a lo largo de los años, con la experiencia de estar en contacto con distintos tipos de intérpretes y de ver sus necesidades escénicas, el trabajo de desarrollo de la técnica en sí del actor y del entrenamiento físico y emocional.

Casi a diario, durante los últimos quince años, he estado tratando a artistas. La mayoría han venido a la consulta para solucionar sus dolores de espalda u otros tipos de dolores generados por caídas, sobrecargas por tensión o golpes. Veamos a continuación cómo mejorar esta situación para todos los artistas escénicos.

¿Cómo leer este libro y aprovechar al máximo su información?

Este libro se compone de capítulos divididos en una parte teórica y otra práctica. Primero es preferible dedicar un tiempo a leer la parte teórica y, a continuación, realizar la parte práctica correspondiente, llevando a cabo la práctica propuesta o escuchando el audio correspondiente.

Las partes teóricas van desde argumentaciones mecánicas de cómo funciona el cuerpo hasta experiencias personales, y las prácticas se dividen en dos bloques: el ejercicio propio de integración de la actividad para un uso consciente del cuerpo y otra parte más enfocada al trabajo en escena.

Primero encontraréis el texto y, al terminar el bloque práctico correspondiente, la práctica, que os irá indicando cómo realizar los ejercicios propuestos.

Id a vuestro aire, no hay prisa, podéis ir haciendo paulatinamente. . Esto es una pauta que me ha ido bien y vosotros le podéis dedicar más tiempo a una práctica que os haya gustado, incluso la podéis realizar cada día como parte de vuestro calentamiento o incorporarla en los entrenamientos.

Como os voy a ir explicando, este libro pretende optimizaros, y una parte muy importante para llegar a esa cima es poder integrar lo aprendido en un estado de bienestar.

Demasiadas veces se puede ver en la consulta el sufrimiento, el deseo de querer que las cosas vayan de otra manera, de hacer muchísimo para conseguir poquito, de tener la certeza de que esto es muy difícil de conseguir y de que este «mundo» está muy mal.

Vamos a tener que empezar a cambiar la manera de pensar y, en consecuencia, de hacer, para que las cosas vayan de otro modo. Ya lo dijo Einstein en su momento: "Debemos hacer las cosas de distinta forma para ver resultados distintos".

Aunque mi interés es que estéis tranquilos, serenos, que disfrutéis de vuestro trabajo, que encontremos entre todos la manera de poder rendir más y mejor con la sensación de estar en el lugar adecuado, sintiendo armonía.

Empezad a pensar que es posible, conectando con el sentimiento de que *es* posible. Si cabe la posibilidad en tu cabeza de que puede ser así, no mires el lado en el que no puede ser.

Os iré explicando mi experiencia; lo que he hecho ha sido compartirla.

Deseo que la disfrutéis y que os deis la oportunidad de poder elegir lo que sentís.

¿Empezamos?

«El conocimiento es un tesoro siempre que se comparta.»

1

LA NECESIDAD DE UNA MEJORA CONSTANTE

Este libro es el resumen de varios años pensando en cómo ofrecer una información y una formación completa y clara sobre prevención y mejora de la calidad técnica.

¿Os sorprendo si os digo que me hubiera gustado no tener que hacerlo? Desde el año 2002 llevo a cabo el reto de difundir la unión del arte con la ciencia, la prevención de lesiones y la mejora de la calidad técnica en las artes escénicas; de ahí el nombre de mi centro: Centro de Prevención en Artes Escénicas. Durante todos los años que llevo trabajando solo he tenido la visita de dos personas a favor de la prevención de lesiones sin tener dolor alguno; el resto han sido visitas para resolver molestias y faltas de movilidad.

Esto significa que no hay todavía la conciencia de que prevenir es mejor que curar, ni de que dicha prevención puede mejorar el estado artístico y la puesta en escena. Aunque esto implica que no se conoce dentro de la sociedad la figura del profesional sanitario que esté claramente encargada de este reto.

Mi esfuerzo por comunicar estos aspectos no ha sido suficiente; de ahí la creación de esta recopilación exclusiva que reúne mi experiencia y un resumen de lo que he ido viviendo estos años al lado de los intérpretes. Espero que os sirva para obtener una visión más amplia del asunto, así como para acercar la salud al arte.

Hoy en día seguimos recibiendo a artistas venidos de diferentes puntos de España (en su mayoría, actores, instrumentistas, bailarines y cantantes) con unas dinámicas, aprendizajes respiratorios y metodologías de trabajo que perjudican al propio estado de salud y al rendimiento artístico. La reacción de sorpresa y preocupación por parte del paciente es muy grande cuando realizamos la explicación correspondiente a lo que se ha visto en la exploración clínica y evaluación corporal, motora y de puesta en escena. He ahí nuestro vasto trabajo de información.

Como he dicho anteriormente, desde el año 2002 llevo tratando a artistas con la fisioterapia y la posturología clínica, que son las herramientas que más utilizo. Lo he compaginado con mis propias actuaciones de interpretación teatral o canto. Por respeto a los grandes profesionales que se dedican a este estupendo arte no me considero actriz, aunque sí puedo cerciorar que me apasionan las puestas en escena, actuar, emocionarme mientras veo a grandes genios de la interpretación. Lo hago por el gozo que obtengo a nivel personal y por el aprendizaje. Me es más fácil entender al paciente si he pasado por ello. Ante esta situación me he podido posicionar de una manera bastante fácil en un rol en el que recibo información de dos profesiones muy distintas y que se pueden ayudar muchísimo entre sí. En primer lugar, la de actriz: estando desde mi niñez en una compañía de teatro, teatro musical y zarzuela, he vivido en primera persona el riesgo que conlleva este trabajo tan emocional, físico, evolutivo, visceral y muy comprometido. A la vez, esta experiencia me ha permitido convivir con músicos y con otros actores de diferentes escuelas que me han explicado los diferentes mecanismos de trabajo. Y, por otro lado, el estudio en profundidad del cuerpo humano.

En las clases de interpretación he obtenido técnicas de estudio corporal a base de la repetición, de observar, de sentir y de volver a repetir. Es un desgaste importante de atención, emocional y muscular. Y, por mis estudios biomecánicos, bioquímicos y anatómicos, he podido dar respuesta a situaciones difíciles de explicar de los diferentes mecanismos o técnicas de la interpretación. Desde el punto de vista de la ciencia es un gasto de proteínas, aminoácidos, magnesio y unos cuantos elementos más que se unen con la complejidad de la hermosura que supone el ser humano, que diariamente sobrelleva, de muy diversas maneras, las razones que tiene el corazón y que la mente no comprende. Gracias al Dr. Eduard

Punset por poner su granito de arena en este largo proceso de búsqueda de la mente y del alma de la humanidad.

¿Qué situaciones no he podido entender o gestionar?

Para que quede lo más claro posible, explico que, dadas las circunstancias actuales en las que me veo totalmente inmersa hoy en día, voy a enfocar este libro en dos partes.

En la primera voy a listar todo aquello que puede lesionarnos y, especialmente, me centraré en el gran mundo de la voz y el cuerpo, en la repetición de los gestos corporales y en los hábitos contraproducentes que van a ir acompañados de las alteraciones musculoesqueléticas que se derivan de su mal uso.

En un segundo bloque me centraré en un apartado específico para optimizarnos; es decir, encontrar la manera de dar lo mejor de nosotros mismos. *Optimizarnos*: esta palabra me hace buscar lo mejor de mí misma con la certeza de que voy a llegar a encontrarlo sacando a la luz mis cualidades. ¿Qué más se puede pedir?

La optimización forma parte de mi proceso de trabajo; quiero decir con esto que me gusta llegar al máximo de mí misma, y esto pasa por conocer mis aptitudes y límites. ¿Sabemos de qué estamos hablando?

Perdí las reticencias a escribir sobre lo que veo de forma regular en la consulta, a favor de todas aquellas personas que se iban a beneficiar por darlo a conocer. Las dudas vienen porque voy a poner sobre la mesa verdades mecánicas y fisiológicas contrastadas científicamente que chocan de frente con algunos métodos de trabajo de cuerpo y voz.

He podido observar, en mis formaciones, el miedo de los mismos profesores a conocer esta información. Esto se fundamenta en el profundo desconocimiento de lo que explican, ya que su aprendizaje ha sido el de su propio instructor, y así lo explican ellos en clase. Un conocimiento que se ha transmitido a través de los años, de maestro a maestro, sin pararse a pensar en su base fisiológica (o, al menos, sin que se contraste con los avances de la ciencia) o si sirve para todos de la misma forma. Es el desconocimiento el que nos hace valientes y el mismo, el que nos acobarda.

Lo que estoy diciendo es que diariamente visito a pacientes diagnosticados de tendinitis, nódulos vocales, contracturas, roturas musculares, etc., lesiones que se podrían haber evitado si se hubiera adaptado la técnica artística a su estructura corporal. Es decir, a la forma de su cuerpo, fuerza, flexibilidad y características musculares y estructurales. Puede parecer complicado pero no lo es. Mi objetivo es explicarlo de forma fácil y comprensible, además de ofreceros herramientas útiles de ejecutar para que lo podáis conseguir vosotros mismos.

Paliar el riesgo de lesión derivado de una práctica artística pasa por realizar una evaluación completa del cuerpo del artista antes de empezar con una determinada técnica. De la misma manera que tratamos de mejorar el rendimiento y el aprovechamiento de los contenidos que se dan en la clase, el entrenamiento, el ensayo o la profundidad del personaje pasan por saber concretamente qué virtudes tenemos, así como qué nos debilita.

El objetivo del reconocimiento no es otro que el de clasificar el morfotipo estructural del individuo: tipo de masa muscular, talla, peso, movimiento, respiración, equilibrio, velocidad en la respuesta motora y neurológica y, por último, aunque no menos importante, la capacidad pulmonar. El fin es dar a conocer que no todos los cuerpos reaccionan de la misma forma a según qué ejercicio y que por este motivo es indispensable conocer estos detalles para adaptarse a una nueva práctica o profundizar en una ya conocida.

Para ofrecer más detalles sobre qué puede alterar el estado de salud del intérprete y, en consecuencia, el rendimiento de la práctica artística, expongo factores concretos y frecuentes, como los siguientes:

- Compararse, resultado de no sentir la individualidad y el potencial propio.
- Una posición de la lengua en estática incorrecta (la punta de la lengua debe estar en estado de reposo en la parte superior de la boca, tocando los incisivos superiores, en el mismo lugar que se coloca al decir la palabra no).
- Las creencias limitantes, que frenan y amarran a un estilo de vida igualmente limitante.
- Un estado de ánimo inestable.

- Un entrenamiento físico que induce a «apretar» la zona abdominal y bloquear la respiración cuando se hace fuerza.

Este apartado es de suma importancia y, aunque toda la información expuesta va encaminada a sentirnos especialmente únicos y a conectar con nuestro cuerpo, creo especialmente necesario dedicarle un apartado extra y reforzar con otras medidas el camino hacia ese desarrollo.

- Un tono muscular demasiado elevado en la zona del cuello y la garganta. Esto se debe a un exceso de tensión, que hay que saber dirigir hacia abajo.

- Una respiración superior (mover más la parte superior que la inferior del tórax al tomar aire).

- No tener demasiado en cuenta la parte neuronal en los entrenamientos y centrarse en la física propiamente.

- Apretar en exceso, empujar hacia fuera la zona abdominal tanto en las prácticas físicas individuales como en las dinámicas de pareja, incluso al soplar un instrumento de viento, así como no aplicar el concepto de dedicar solo la fuerza necesaria que requiere la acción por desarrollar. Este punto está directamente relacionado con el control del propio cuerpo y con dirigir el aire de la espiración hacia fuera desde la zona abdominal baja, por debajo del ombligo.

- Entrenamientos grupales muy semejantes sin tener en cuenta las necesidades individuales propias de cada individuo (según su **estructura, forma corporal, rendimiento o flexibilidad**).

La importancia de lo descrito anteriormente no es el diagnostico en sí. Es el hecho de no saber que estas alteraciones físicas modifican el rendimiento en escena y están íntimamente ligadas a la emoción y la expresividad.

El resumen de lo aprendido durante este tiempo es el siguiente: lo que ha servido y ha beneficiado a los propios maestros llevándolos a su máximo resplandor no sirve para todo el mundo; es necesario adaptarlo. En el año en que vivimos tenemos los necesarios recursos y métodos de trabajo para poderlo estudiar en profundidad, ya que la ciencia ha avanzado lo suficiente y merece la pena aprovecharnos de ello para que la cultura pueda crecer también.

En ningún caso hablo de la calidad profesional como artistas.

Los maestros que enseñan son profesionales que se merecen toda mi admiración y precisamente por este motivo explico de qué modo pueden activar su cuerpo, dejando de hacer algunas pautas o modificándolas para llevar a cabo otras más efectivas, con recursos para adaptarlas cuando se requiera. O, sencillamente, dejándose asesorar, ya sea con un tiempo prudencial de adaptación o con la posibilidad de la combinación de otros ejercicios que recomiendo practicar, a la vez que se realiza la disciplina artística escogida.

Ha ganado la coherencia. Dejo atrás mis miedos y me dirijo a un público que quiera sacar el máximo partido de sí mismo. Lo hago desde el corazón al ofrecerles mi conocimiento a favor de mejorar el rendimiento y la capacidad de una de las profesiones que considero más difíciles que he conocido: la interpretación.

Las ganas de haceros llegar todo esto nace de la admiración profunda que tengo por los actores y su trabajo de transformación y de gestión emocional.

Tal y como explicó la gran actriz española Blanca Portillo en uno de los cursos intensivos de interpretación a los que asistí, y en el que explicaba su verdad y la coherencia del trabajo del actor: «Cuando se llora, no se finge que se llora, se llora».

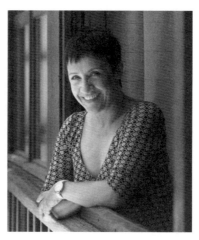

Y lo que vemos encima de las tablas o en un escenario y, últimamente cada vez en más frecuentes ocasiones, al lado del espectador es **verdad**. O, al menos, debería serlo. El espectador paga por emocionarse, no hay más; cuanto más sincero sea, mejor. También existen otros tipos de arte, el que busca la provocación o el asombro. Sea como fuere, el trabajo del intérprete debe ser íntegro y de lo que no hay duda es que su exposición corporal es completa.

Los cantantes deben transmitir ese arte también, que, sin saber cómo lo hacen, te pone la piel de gallina; ya han conseguido meterte allí dentro, en el mar de las emociones. Mágica música y eterno arte. Aprovecho esta ocasión para agradeceros a todos vuestro trabajo e insisto en mi admiración, fuente de inspiración en la dedicación de mi labor.

Volviendo al tema de transmitir mis conocimientos, os aporto desde mi humildad mi granito de arena, mi contribución como conocedora del cuerpo desde un punto de vista distinto al vuestro.

Aunque valdría ya la pena tan solo por el hecho de compartir mi experiencia de estar una media de seis horas al día solo tocando cuerpos humanos con distintas maneras de respirar, observando y escuchando las referencias que utilizan para comunicarse y entrenarse.

Este escrito es una herramienta que pongo en vuestras manos con la esperanza de que la uséis como una llave beneficiosa para entrar en vuestro cuerpo.

Usadla como el camino para despertar inquietudes, para preguntarse un cómo lo hago y desde dónde, y para que os ayude a estar mejor con vosotros mismos.

Encontraremos juntos la manera de poder tener un cuerpo más libre, con una respiración holgada y placentera, una voz sincera y ancha que resuene de forma saludable para que llegue al fondo de la platea al tiempo que disfrutáis íntegramente de vuestro trabajo.

Por eso es necesario que juntemos nuestros conocimientos para enriquecernos juntos. La ciencia y la salud al lado del arte para poder verlo crecer y poder seguir admirándolo cada día más. Contagiémonos los unos de los otros para hacer que esta práctica cada día sea más saludable, habitual y para que la podamos disfrutar en plena conciencia.

Somos cuerpo, mente, alma y energía. ¿Estamos preparados?

A todos los artistas, gracias por hacerme pasar estos ratos tan maravillosos; ahora es vuestro turno. Dejaos mimar, que os lo merecéis.

Ejercicio 1

Práctica individual

Para trabajar esas creencias…

- ❖ En un papel escribe lo que quieres, todo, sin poner peros ni excusas. Escribe todo lo que te pase por la mente sin juzgarte; escribe como si lo pidieras a un genio que es capaz de ofrecerte todo lo que tú deseas.
- ❖ Cuando tengas la lista, coge el deseo que más desees.
- ❖ Y pregúntate: ¿para qué quieres eso? No te pregunto *por qué, sino para qué.*
- ❖ Escríbelo.
- ❖ Vuelve a preguntarte, de lo más reciente que has escrito, ¿para qué quieres eso?
- ❖ Y vuelvo a preguntarte: ¿para qué?
- ❖ Reflexiona sobre eso.
- ❖ ¿Para qué queremos «eso»?
- ❖ Para tener una sensación, seguramente parecida a la tranquilidad, la paz, la felicidad, el amor, etc., si es eso lo que realmente quieres y está al final de tus muchos *¿para qué?* Empieza ya a sentirlo, ahora.
- ❖ Conecta con la emoción de tener desde ya la vida llena, resuelta, libre, en paz, con alegría, con todo arreglado, sin preocupaciones. Vive las circunstancias de tu día a día cada vez más con esa sensación. Empieza el día con esta paz dentro de ti.
- ❖ Con esta paz atraes a gente como tú, a personas cómo tú, a experiencias que vibran cómo tú.
- ❖ Prueba, no te lo creas, prueba.
- ❖ Y siente que no hacemos nada y que nos perjudica estar preocupados por las circunstancias que nos rodean; es mejor fluir, permitir a la vida que nos ha acogido que nos lleve de su mano.

Las creencias limitantes os frenan y amarran a un estilo de vida igualmente limitante.

Audio 1

Sobre quiénes somos y dónde vivimos
Aprende a conectarte. Descubre cómo. Siente la paz que ya eres.

https://www.cpae.net/audio/audio1.mp3

Voy a desarrollar en este primer apartado el punto 1 y el punto 2 por ser muy básicos para poder avanzar en el resto de puntos y contenidos.

¿Cómo evitar compararse y no estar pendiente de ello, ni de querer estar en un lugar en el que no se está?

Las comparaciones no te llevan a nada, es decir, que en el hecho de compararse ya se pierde la individualidad, le das menos importancia a tu ser, a tu manera de moverte, de funcionar, de sentir. Es absurda en sí la comparación, y es una de las cosas que aleja realmente que salga nuestro brillo interior, que es único y excepcional.

La queja tampoco te lleva a este estado de sentir tu individualidad y quererla. Hace solo unos días vi un vídeo en Facebook de una actriz que hablaba de la situación que estaba viviendo desde el punto de vista único de la queja constante. Hablaba de ser actriz en el día de hoy, de cómo hacerse con un papel, de lo complicado que es, de que lo quería para pasar por la alfombra roja, por la fama, y que seguía trabajando de camarera de mala gana, con desgana y poco interés, casi llorando por la vida que quiere y no consigue tener.

Vamos a ver... por ese camino no vamos nada bien. Así no vamos a conseguir nada de lo que queremos. No vale la pena empeñarse en llorar por lo que no se tiene, ni tampoco compadecerse, ya que con el simple hecho de hacerlo y de sentirte como una víctima de la sociedad ya estás reforzando ese sentimiento para que lo reconozcan en ti los demás; lo asumes y lo practicas diariamente como tu rol, y así es complicado llegar a lo que realmente quieres porque le estás diciendo a todos los que te ven que ya te está bien ese papel de víctima y así lo asumes.

Si en algún momento del día te ves en la queja, para en ese mismo instante y valora lo que tienes. Eso va a hacer que tu estado hormonal cambie y así podrás sentirte de otra forma.

Para lucir por fuera y mostrar lo que vales has de sentirlo antes por dentro; por eso mi insistencia en explorar tus límites de movimiento y escuchar a tu cuerpo, que en definitiva son tus sensaciones y que al traducirlas en actos son las pautas de comportamiento con las que nos relacionamos con los demás.

Límpiate de quejas, de culpa, de resentimiento, de pena, de egoísmo, de malos pensamientos, de rabia, etc. Todo lo que no te haga bien, debes sacarlo fuera. Utiliza diversas técnicas para hacerlo, desde darle golpes a una almohada hasta llorar o gritar.

Pero no te recrees en eso con la excusa que la puedes sacar y hablo de tu vida personal, no de tu personaje.

No permitas mezclarte en pensamientos que te alejan de tu estado de salud y de bienestar.

Lo más efectivo que conozco para llegar a este estado es reconocer que somos parte del Universo, que somos infinitos. Y desde este espectáculo de la naturaleza infinita e ilimitada de la que formamos parte, hay una manera linda de quererse: desde el aceptarse y desde el agradecer. Agradecer todo lo que somos y todas las situaciones y cosas de las que podemos disfrutar en este mismo momento, el presente, el único que existe.

Vete al espejo y de forma diaria, durante un mes di, mirándote a los ojos, que te aceptas, que te respetas y que te quieres con todas tus cualidades desde este momento.

Observa las resistencias que tienes en el momento de hablarte y decirte esto.

Una vez al día abre tus brazos, mira al cielo, imagínate viviendo en el Universo infinito y no en la calle que conoces muy bien, abre tu mente a sentir que vives en un lugar del que no conocemos su fin, el gran Universo, y que esto te lleva a aceptar que todo lo que vive en él y forma parte de la naturaleza tiene propiedades infinitas que desconocemos y que nos hacen sorprendentes. Cuando abras los brazos imagínate el Universo encima, delante, detrás y por los lados: **infinito**. Siente que tú estás viviendo allí, en esa infinitud.

Por orden, sigue los siguientes pasos:

- Primero: háblate directamente delante del espejo.

- Segundo: abre tus brazos y siente que formas parte del Universo infinito, y di abiertamente: «Estoy dispuesto a aceptar y merezco vivir en la abundancia que el Universo me ofrece ahora».

- Tercero: dedica tiempo a limpiar tu casa y a ponerla en orden.

- Escribe tus prioridades en un papel y déjalas a mano, de manera que lo puedas ir viendo cada día; de esta forma tu inconsciente trabajará para llevarte allí donde tú quieres.

- Cuarto: trabaja tu cuerpo diariamente, con la meditación y con los ejercicios propuestos, aparte de los que normalmente practicas. Cuanto realices los ejercicios que tú ya conoces, ya sea yoga, pilates o natación, crea tu propio mantra cantando, con una canción o melodía alegre que te recuerde lo siguiente: «Me acepto, me respeto y me quiero». Es esencial que lo hagas al menos durante un mes seguido y que te lo repitas quinientas veces. Si fuera un pensamiento negativo o algo que nos preocupa, nos ocuparía más de esa cantidad de veces nuestra memoria. Así que todo el tiempo que puedas, repite y canta: «Me acepto, me respeto y me quiero».

- Quinto: trátate como si fueras tu mejor amigo.

- Sexto: tócate con amor, date masajes suaves en los pies, en las piernas o, simplemente, ponte crema hidratante o acaricia tu cuerpo de forma cariñosa, con mucho amor, y mientras lo haces ve diciéndote a ti mismo: «Te quiero, gracias por permitirme andar» (o por permitirme agarrar cosas, abrazar, etc.).

- Séptimo: aliméntate con nutrientes sanos y agradece a estos alimentos que puedan ayudarte a vivir. Y, de esta forma, acostúmbrate a agradecer todo lo que ya tienes en la vida. El agradecimiento es lo que nos conecta directamente con el estado de bienestar y amor muy dentro de nosotros.

- Octavo: organiza tu día, cuídate de hacer las cosas importantes, para que cuando vengan las urgentes tengas un lugar para atenderlas; de este modo no incrementarás tu nivel de estrés.

- Noveno: ilustra tu mente con lecturas agradables al terminar el día, antes de irte a dormir; no sigas estudiando ni sobreexcites tus ojos mirando el ordenador. Vete a la cama agradeciendo el día que has tenido y mirando hacia la emoción que hay en tu interior, y acéptala, sea cual sea.

- Décimo: observa el tiempo que le dedicas al trabajo, a la familia, a los amigos, a ti. Ha de ser equitativo. No dediques tu vida al trabajo. Tu alma, al igual que tu cuerpo, requiere de diversas fuentes de alimentación. Por muy a gusto que trabajes y por mucha devoción que le pongas al trabajo, no dejes que invada tu vida.

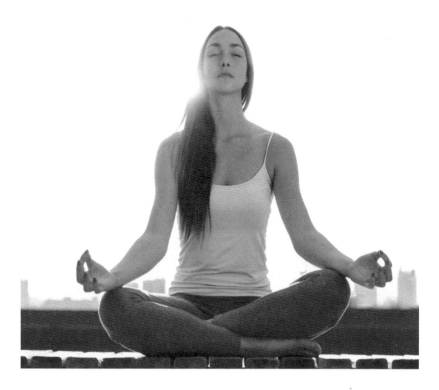

Sobre la posición de la lengua

He leído en varios libros de meditación, e incluso en alguno de técnicas de teatro, que la lengua debe colocarse en medio del paladar para meditar, o debe estar abajo, tocando los incisivos inferiores. Falso. No es correcto.

La posición fisiológica de la lengua en estado de reposo, es decir, con la boca cerrada, ha de ser en la posición del *no*. Al decir la palabra *no*, la lengua sube hacia arriba. En función de si el paladar es más grande o se tienen unos incisivos más o menos grandes, la punta de la lengua va un poco más hacia delante y toca más o menos la raíz de los incisivos superiores, llegando al paladar. Por eso no se dice que hay que colocar la lengua arriba con esta orden. La indicación es decir *no* y quedarse allí, aguantando la *n*. Si de forma natural no se queda en esa posición y tiene la tendencia a bajar, se ha de rectificar. Hay que hacer ejercicios de tonificación de la musculatura de la base de la lengua. En estado de reposo, la lengua va hacia arriba, reposa arriba.

Un ejercicio fácil es aguantar un grano de arroz en esa posición, haciendo que la punta de la lengua sea la protagonista de la sujeción del granito, y permanecer así diez minutos. Hay que aprender a tragar en esa posición, sin que el grano se caiga.

2

DESEAS UN CUERPO LIBRE QUE PUEDA EXPRESAR. ¿LO TIENES?

Hace unos años, en un teatro de un barrio de Barcelona, fui a ver una obra de poesía de un grandísimo actor. Se encargó de recitar poemas; muy lindo y emotivo.

Durante la función estaba sentada en un lateral del teatro y durante la representación había momentos en que no podía escuchar bien al actor, le perdía la voz. Pensé que era una cuestión mía, ¡no podía ser que no llegara su voz a un lateral de la platea! Dejé de pensarlo cuando se repitió varias veces y lo pude acabar de confirmar cuando, al terminar la función, el gran artista quiso dedicar unas palabras al público y a los pocos segundos de empezar, dos o tres personas en platea alzaron la voz con un «¡No se oye!».

¿Y si estaba enfermo y con poca energía ese día? Puede ser. Puede ser, también, que no quisiera hacerlo por algún motivo; esto pasa con bastante frecuencia.

Vamos a contar detalles y a encontrar distintas causas:

Su escenografía no le ayudaba a proyectar su voz. ¿De qué manera puede influir la escenografía en la proyección de la voz?

Daré ejemplos concretos. Parte de su recital lo hacía sentándose encima de una maleta o en una silla. La maleta era muy baja para su estatura como para utilizarla a modo de asiento, ya que, mirándolo de perfil, la cadera y la zona glútea quedaban por debajo de sus rodillas. El ángulo que dibujaba el tronco con las piernas en esta situación era cerrado, es decir, de menos de 90°. Esto significa que en esta posición la parte posterior de la espalda queda demasiado recta y se pierden las curvaturas originales. El diafragma se inserta en varias zonas alrededor del tronco, tanto por delante como por detrás y, también, en la parte posterior de la espalda. Con la posición adoptada al estar sentado en la maleta, la contracción de los músculos, así como la expansión ventilatoria, se veía influenciada negativamente.

Estos datos anatómicos deberían ser conocidos por los escenógrafos o coreógrafos, o, más sencillo aún, que estos profesionales se dejasen asesorar y tuvieran el apoyo de un técnico en anatomía como es un fisioterapeuta experto en artes escénicas o un ergónomo también especializado. Siempre he pensado que el trabajo en equipo multidisciplinar enriquece el resultado final.

El tema de la voz y no oír con claridad a los actores es un tema frecuente, ya sea por volumen, dicción o proyección. La vez que más me sorprendió encontrármelo fue en el teatro Pavón de Madrid, con la gran Compañía Nacional de Teatro. ¿He venido a ver a estos enormes actores y no los puedo oír? ¿Qué ocurre? Aunque supe después que una de sus protagonistas tenía ya una alteración en las cuerdas vocales, respecto a la mayor parte del resto del elenco me fijé en que el volumen de la voz les quedaba bajo y se hundía a la vez que sus emociones, a excepción de su protagonista. Me siguió sorprendiendo, y fue el motivo final que acabó por decidirme a escribir estas líneas. Esto que se está hablando en *petit comité* hay que poderlo poner encima de la mesa, ya que hace sufrir a nuestros queridos actores y no vale la pena. Hay recursos para que no ocurra. ¡Vamos a por ello!

He tenido el privilegio de trabajar con grandes artistas de primer orden nacional de forma intensiva siguiendo sus clases, sus pasos, su manera de construir el personaje… A partir de aquí, voy a explicar otra anécdota más para acabar de situaros y hacerme comprender respecto a lo que estoy explicando.

En una ocasión, en uno de los cursos intensivos de interpretación a los que asistí, algunos asistentes tuvieron que interpretar corporalmente a Ricardo III. Cada compañero, supervisado por la profesora, buscó una deformidad en su cuerpo. El protagonista del relato, según se relata en el texto, presenta una giba importante, sin detallar cómo ni dónde; deformado, eso sí. La maestra nos incitó a buscar formas en nuestros cuerpos, habló de escoliosis y nos hizo andar. Cada compañero adoptó una deformidad distinta que debería aguantar durante el resto del monólogo; por lo tanto, esta postura le debería permitir andar y, claro está, respirar. La prueba de la postura y las consecuencias que acarreaba llevarla a cabo pasaba por el ensayo-error. Aunque no teníamos todo el tiempo del mundo, mantuvimos la postura y andamos de un lado a otro para saber si nos sentíamos cómodos, a la vez que servía para saber si éramos capaces de aguantar posturalmente la deformidad poniendo emoción en las palabras.

Esta búsqueda del personaje que realiza el actor practicando y poniendo su propio cuerpo de conejillo de Indias es más directa y efectiva si pasa por manos de un profesional. Mi observación es la siguiente: a la hora de buscar una característica postural tan extrema y a la vez libre, ¿por qué no hacerlo de manera que no bloquee el diafragma ni el cuello? Es posible. Mi intervención profesional en este punto pasa por asesorar al intérprete, trabajo que pienso debería estar inmerso como pieza del equipo artístico y como elemento clave para una compañía de teatro, tanto por colaborar en la prevención de lesiones como para facilitar trabajos escénicos y, también, para tratar dolores y sobrecargas que aparezcan a lo largo de las representaciones.

Una postura desgarrada, horrorosa, desviada y monstruosa puede realizarse de muchas maneras: la cojera, activar la zona lateral del tronco, desviando la columna en torsión baja, etc. Aquí sí que se puede optimizar el rendimiento del actor, la dialéctica de su texto y la ventilación llevando a cabo un análisis morfológico y dinámico de su cuerpo.

En este caso hay varios aspectos que debemos tener en cuenta:

- Primero: evitar desviar el cuello, que es la parte final de la columna del aire. La extensión y la antepulsión (llevar la cabeza hacia delante dejando el tórax hacia atrás) es lo que más puede lesionar las cuerdas al forzar la salida del aire por aumentar el tono de la musculatura del cuello; esto va a favorecer desarrollar un trabajo extraordinario de la musculatura anterior del mismo, a la vez que se acorta la musculatura profunda y superficial de la nuca. Finalmente, esto lleva a una disminución de la capacidad fonadora.

- Segundo: favorecer una postura en la que se pueda potenciar en reclutamiento la zona inferior del abdomen (la que se encuentra debajo del ombligo), la que nos da la estabilidad del tronco y nos garantiza la correcta espiración para aguantar una buena proyección del aire, del habla y del volumen.

- Tercero: no utilizar en la deformidad de la columna las elevaciones de los hombros (aunque sea de un solo lado), ya que favorecen la respiración superior y superficial y fatigan la zona cervical, a la vez que infrautilizan la capacidad de expansión pulmonar.

¿Qué deformidades podemos elegir para minimizar los riesgos en nuestro cuerpo? Dependiendo de cómo esté *a priori* el cuerpo del actor, se utilizará un trabajo corporal u otro tratando de que las alteraciones posturales elegidas no alteren las zonas básicas para la correcta emisión de la voz y, de esta forma, se pueda optimizar el rendimiento del artista. Escoger la deformidad según el criterio de comodidad del actor no tiene por qué ser la mejor opción para un óptimo resultado. Insisto en consultar con profesionales que conozcan el tema y no probar con el ensayo-error, ya que es jugar con fuego; puedes estar corriendo un riesgo innecesario que puede llegar a lesionar el cuerpo.

Como resumen os puedo decir que ha habido tres factores en mi vida que me han empujado a desarrollar este escrito. Son los mismos que me han motivado de forma muy clara a transmitir mis vivencias con la finalidad de que otros puedan evitar el mal trago que yo misma he pasado.

Los citaré por orden cronológico: mi historia personal, el trabajo en consulta y mi experiencia como espectadora, con la suma de las conclusiones a las que he llegado al hablar con otros profesionales del mundo del teatro y la logopedia.

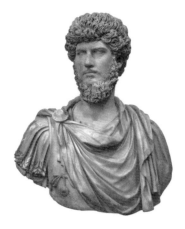

«*El cuerpo del actor puede ser su máximo amigo o su peor enemigo.*»
Marco Aurelio Antonino Augusto (121-180 d.C.)

¿Cómo sabes si tienes un cuerpo libre?

La mayoría de los pacientes que atiendo en consulta han asumido actuar con dolor.

El cuerpo es la herramienta del artista. Aunque no te duela nada, te aconsejo que te hagas visitar por un posturólogo clínico. Es el método de diagnóstico más completo que conozco, ya que tiene en cuenta los efectos de las emociones en el campo postural. Creo que el intérprete ha de ser la persona que más se puede beneficiar de esta técnica y de sus conocimientos. Descubrirla me ha abierto un mundo de posibilidades enorme y, gracias a ello, podemos mejorar el rendimiento del artista.

Paralelamente a este trabajo, debes conocer las zonas de tu cuerpo que más tendencia tienen a contraerse o a causarte molestias. ¿Las tienes en cuenta en tus exigencias profesionales? ¡A partir de ahora tenlas en cuenta! Y también en tus entrenamientos.

Ejercicio 2

Práctica individual para trabajar un estado de ánimo inestable

❖ De la lista de tus deseos, escoge uno, el que quieras experimentar antes o te guste más.

❖ Ahora escribe en el mismo papel, debajo o detrás del papel, por qué crees que todavía no lo has conseguido.

❖ Escribe sin pensar demasiado.

❖ Cuando ya lo tengas, podrás trabajar con esto último que has escrito, ya que esa es tu creencia limitante: *creerte* que los motivos por los cuales no lo has conseguido ya son ciertos.

❖ Pregúntate: ¿son 100 % ciertos? ¿Seguro? ¿Quién te lo ha dicho?

❖ Empieza a sentir en tu interior que eso es verdad. Busca esa paz y tranquilidad dentro de ti y luego visualiza con gran emoción, serenidad y amor que eso que te limita ya no existe.

Ejemplo: si crees que no puedes llenar un teatro y detrás de esa creencia está la de pensar que no hay suficiente gente interesada en venir a verte, tu tarea es sentir y creer que sí hay suficiente gente; es más, hay miles de personas viviendo alrededor de ti que están interesadas en tu trabajo. Sencillamente, empieza a dejar que en tu cabeza entre la idea de que sí existe gente interesada en saber de tu profesionalidad y dedícale un tiempo a ello cada día.

https://www.cpae.net/audio/audio2.mp3

3

¿TE PUEDES LESIONAR?
YO LO HICE, TE CUENTO MI HISTORIA PERSONAL

Cuando era una niña y hasta mi adolescencia hice mucho deporte. En el colegio se priorizaba muchísimo y hacíamos competiciones de toda una semana; las llamaban "el atleta completo". Pasé por pruebas de velocidad, resistencia, natación, pesas, abdominales, flexiones, saltar el potro, subir a una cuerda en vertical, etc. Y todo esto era hasta el máximo de tus posibilidades. A mí me gustaba muchísimo; recuerdo que en mi casa tenía un jardín donde, con cajas de madera, construí un potro provisional para practicar el salto, y en la rama de uno de los árboles más cercanos a la casa hacía mis flexiones agarrándome a ella como si fuera la barra de gimnasia que teníamos en el colegio.

Cuando llegué al instituto seguíamos con la gimnasia: hacíamos abdominales; recuerdo muchísimo cómo, de dos en dos, un compañero te sujetaba los pies y estando tumbado boca arriba, con las piernas dobladas, se tenía que flexionar el tronco hacia delante con la intención de llegar con la cabeza a las rodillas.

En ningún momento la profesora nos enseñó cómo realizar la fuerza; sencillamente era subir y punto. Con el tiempo he sabido que este tipo de ejercicio, pasados unos grados de flexión de cadera, ya no es hacer abdominales, es hacer «flexor de cadera», y que su ejecución es perjudicial para la espalda, ya que acaba provocando hernias discales o inguinales por ejecutar una presión mal dirigida.

Más adelante, pasados los años, con mi experiencia como actriz amateur en diferentes proyectos de teatro narrativo, de comedia, teatro musical, zarzuelas y conciertos, he ido realizado varios cursos de formación teatral, de voz y de canto. Los objetivos de formarme con diferentes maestros han sido varios: por un lado, aprender con la finalidad de mejorar artísticamente y conocer mis propios límites sobre el escenario, y, por otro lado, lo que ha sido más importante para mí: mi desarrollo profesional al poder conocer muy de cerca y conmigo misma los distintos métodos de trabajo, herramientas y métodos corporales que realizan los diferentes artistas.

Con estas formaciones y experiencias he podido enriquecer mi doble vocación: el interés por la salud y por la cultura. De esta manera, tengo el conocimiento de cómo funciona el cuerpo a nivel mecánico y bioquímico, y, por otro lado, cómo se desarrolla y se explora a nivel artístico. Con todo este popurrí he podido responder a preguntas importantes para mí y de mis pacientes, llegando a conclusiones importantes para la evolución y la mejora artística del intérprete.

Empecé en la compañía de mi pueblo haciendo obras de Navidad, y más tarde fueron comedias y recitales. Al interesarme por el mundo de la música, empecé a recibir clases de canto. Más tarde, inicié mis estudios de Fisioterapia, y las técnicas de respiración forzada que me enseñaba la profesora de canto no me cuadraban con lo que estaba estudiando en la universidad. Para sacar más voz y con más potencia abdominal me colocaba su puño a la altura de mi ombligo y, empujándome el abdomen para que notara su presión, me animaba a sacar el aire mientras empujaba hacia fuera en contra de su puño con mucha intensidad.

En el grupo de zarzuela con el que cantaba, varios de mis compañeros también me animaban a realizar esta misma técnica; incluso me explicaron que en las clases magistrales de grandísimos profesionales de la voz internacional a las que ellos habían asistido ponían el ejemplo: «debes tener la parte inferior del esternón (a la altura de la boca del estómago) muy fuerte, tanto como para arrastrar un piano de cola desde ese lugar mientras cantas».

Siguiendo los consejos de mi profesora de canto empecé a realizar todos los esfuerzos de mi vida cotidiana sacando la barriga hacia fuera.

Hoy en día, es bastante habitual que las personas tengan este impulso hacia fuera. Lo único que hice yo al ir a esas clases fue practicarlo mucho más; lo hacía de forma inconsciente en diversas actividades de la vida diaria, desde levantarme de la cama hasta estornudar, hablar, ir al baño, etc. Con el tiempo dejé de ir a esas clases por incompatibilidad con otros horarios. Más tarde me percaté de la incoherencia que esto tenía con lo que estaba aprendiendo en la universidad y en los libros de fisiología de la respiración. Al cabo del tiempo, una vez finalizada la carrera e iniciándome en los estudios de especialización tanto de fisioterapia como de artes escénicas, observé opiniones muy dispares. Más tarde aún, me lesioné, tuve una hernia inguinal debida al sobreesfuerzo llevado a cabo en ocasiones anteriores y a mi insistencia de hacer los esfuerzos hacia fuera apretando el abdomen, con lo que tuvieron que operarme. La hernia fue producto de realizar pequeños actos de fuerza y tensión mal orientados durante bastante tiempo.

Siguiendo mi camino de aprender de los que saben, empecé a trabajar con logopedas y me percaté de que saben muchísimo de cuerdas vocales, aunque poco de trabajo abdominal-pélvico y menos de postura; al menos esa no es la especialidad que me han confesado que tienen.

Con mis colegas logopedas, formamos un gran equipo de reeducación para todas aquellas personas que presentan una alteración en ambos campos. Resulta indispensable trabajar conjuntamente, a fin de alcanzar un óptimo rendimiento.

Paralelamente a este trabajo de investigación pude trabajar con la gran soprano y profesora de canto Carmen Bustamante. Me relajó encontrar a grandes profesionales como ella que se ocupan de la postura del intérprete, a la vez que piden en el canto una ventilación biomecánica correcta.

Es muy frecuente encontrarme en la consulta con artistas, cantantes, instrumentistas e incluso con profesores de primaria y secundaria con hábitos poco saludables en su respiración, en el habla y en la postura. Sigo encontrándome a pacientes que practican a diario técnicas de relajación en las que se pide respirar profundamente y, en la gran mayoría de los casos, coincide que ya al tomar el aire se produce ruido; esto es una contradicción para la relajación del cuello y las cuerdas vocales.

No hay que provocar ni realizar ruido al inhalar. Si ocurre lo contrario es que ya hay un exceso de tensión inconsciente cada vez que inhalo, es decir, todo el día. Antes de continuar leyendo, por favor, haz un trabajo de escucha hacia ti mismo. Trata de escuchar si haces ruido al tomar aire por la nariz en una respiración calmada. Ahora hazlo un poco más rápido y con mayor capacidad. ¿Puedes aumentar el ritmo y el volumen sin que aumente el ruido?

Pongo todo mi interés en que la información que aparece en este libro sirva para disminuir los posibles factores de riesgo de lesión derivados de la práctica artística. Ojalá que pueda ser de utilidad para muchos. Leed y compartid, por favor; vuestra salud está en juego.

¿Qué es una hernia inguinal y por qué ocurre? Es una de las posibles lesiones derivadas de un mal uso de la voz para forzar la salida del aire con presión excesiva.

Esta fue en su momento mi lesión. Una hernia inguinal. Probablemente por su tamaño y localización la debería ya tener desde el nacimiento, aunque el trabajo que desarrollé durante algún tiempo en las clases de canto y nuestra tendencia natural a realizar los esfuerzos hacia fuera acabaron propiciando que se desarrollara de una forma temprana.

Una hernia es cuando parte del intestino atraviesa la pared abdominal y sale hacia fuera, sale de su cavidad. Dependiendo de su localización, las hernias tienen un nombre u otro. Abdominal, umbilical o incluso discal (esta última no se refiere al intestino, sino al disco intervertebral).

Lo que quiero transmitir explicando mi experiencia son dos cosas; una, que hay que aprender a direccionar la fuerza al hacer un esfuerzo, por liviano que parezca, y aplicarlo a la vida diaria; y segunda, que al soltar el aire hay que hacerlo con la contracción hacia dentro de la zona abdominal.

Examínate

Con exploración, vas a reconocer unos buenos hábitos saludables que te ayudarán a mejorar tu estado de salud de la voz y, en general, de la biomecánica del cuerpo.

- Cuando vas al baño a hacer de vientre, ¿haces fuerza? ¿Hacia dónde?
- Cuando estornudas, ¿te tapas la nariz?
- Cuando toses, ¿la zona abdominal va hacia dentro o hacia fuera?
- Cuando te suenas, ¿te tapas la nariz mientras sigues sacando aire? ¿Te tapas las fosas nasales?
- Cuando hablas, ¿notas la contracción de la zona abdominal hacia dentro?

La fisiología de la respiración es una y muy clara. Al tomar aire el diafragma desciende y empuja los intestinos y las vísceras hacia abajo; por eso hay un abombamiento de la zona abdominal.

Cuando se suelta el aire, por un efecto de presiones negativas, el aire simplemente sale y se ve como el abdomen desciende. Ahora, si hacemos una fuerza extra para soltar el aire, podemos elegir empujar hacia dentro o hacia fuera. ¿Qué elegimos?

Si escogemos hacerlo hacia dentro, iremos a favor de la fisiología; si lo hacemos hacia fuera, presionaremos los órganos sexuales, la vejiga de la orina y el suelo pélvico (la zona muscular encargada de sostener la presión de estas vísceras y el peso y la capacidad de amortiguación del resto del tronco). Con lo que esta zona muscular dejará a corto o a largo plazo de hacer su función (depende del grado de actividad que le demos a la zona y al cuerpo en sí), y empezaremos a padecer los síntomas propios de carencia de tono en esta zona: pérdidas de orina en las mujeres y problemas de próstata en hombres.

Las capas de músculo que forman la pared abdominal están una encima de la otra. Al ser bípedos los humanos, esta zona está muy expuesta a sufrir lo que denominamos *hipotensión muscular*. O sea, que normalmente hay una falta de tono muscular que hace que la barriga tienda a salir hacia fuera. Esto también está íntimamente relacionado con la forma que tenga la columna vertebral.

Siguiendo con la explicación de los músculos, tampoco ayuda a su óptimo desarrollo la realización de algún tipo de abdominales. Concretamente, los que yo me harté de realizar cuando era una adolescente en gimnasia extraescolar. Hoy en día ya se sabe que estos abdominales, que se realizan tumbado en el suelo con las rodillas dobladas, brazos detrás de la cabeza y subiendo el tronco, conllevan un trabajo hiperpresivo en la zona infraumbilical y del suelo pélvico y son nefastos para la calidad de vida futura. Todavía hay que hacer campaña de divulgación contra este tipo de abdominales y unirlo a la congruencia de desarrollar un trabajo unidireccional en el resto de actividades de la vida diaria.

Entonces, estos abdominales —y la mayoría de los que trabajamos al montar en bicicleta, correr, etc.—, si no somos conscientes de llevar a cabo un trabajo hacia dentro, los haremos hacia fuera. Le daremos prioridad a potenciar los músculos superficiales de la pared abdominal, que son los de arriba, los que están más próximos a las costillas.

Por orden de localización de interno a externo, los abdominales son el transverso, los oblicuos (el mayor y el menor) y el recto del abdomen.

Si alguna vez has hecho abdominales, o los estás haciendo, dime: ¿en el esfuerzo de soltar el aire, hacia dónde va la zona abdominal baja? Cuando se hacen las flexiones de subir el tronco, ¿estamos pensando en activar la zona baja del abdomen? ¿Has pensado alguna vez que la zona superior de la barriga está planita y la inferior no tanto?

Por nuestra actitud bípeda y por ser una zona sin huesos, donde solo hay músculo, y por la tendencia de la población a una vida sedentaria y, además, poco ergonómica, la parte baja del abdomen tenderá a hincharse y soltarse en exceso, por lo que nos costará cada vez más reclutarla en la salida del mismo.

Todo esto lo explico para añadir el trabajo de los esfínteres.

Antes os he preguntado una serie de cuestiones en las que os deberíais observar.

Voy a argumentar más este apartado con un nuevo tema. Los esfínteres tienen un truco de funcionamiento que hay que conocer y es el siguiente: van a la vez. Es decir, no se pueden separar.

Los esfínteres en general, y en concreto el anal, vaginal y glótico, no pueden funcionar por separado: si uno está abierto, el otro también o, al menos, todo el mecanismo a su alrededor se pone en marcha para facilitar su contracción o apertura.

Si nuestro objetivo es abandonar la tensión del cuello, que es el principal motivo de lesiones en las cuerdas vocales, ¿qué hacemos apretando para ir al baño? Fijaos en que al apretar se cierra el espacio, se tensa la musculatura del cuello y, además, por sinergia, también se cierra el esfínter anal.

Debemos cambiar el chip: no hay que apretar, hay que soplar. De esta forma el esfínter glótico está abierto y el anal, también, lo que facilita la evacuación.

Entonces, cuando te suenas, si te tapas la nariz mientras sale el aire, ¿qué se provoca? Pues un aumento increíble de la presión, que sale con mucha velocidad por las fosas nasales y va a buscar cualquier orificio de salida, como el conducto auditivo y el esfínter anal. Lo que debemos hacer para no lesionarnos con este gesto de la vida diaria es tapar solo un agujero y, con una espiración o las que hagan falta, e ir vaciando la fosa nasal sin taparla durante su recorrido espiratorio.

Ahora es el momento de observarte de nuevo y cambiar hábitos.

Una vez hemos reeducado las actividades de la vida diaria nos corresponde hacer un trabajo de activación de la musculatura más profunda y la más preparada para sostener el tronco, y que, además, ayuda a que no descienda el suelo pélvico: el músculo transverso.

Es muy recomendable que aprendas cómo se hace la contracción de la musculatura abdominal profunda, la del músculo transverso.

Si no lo sabes hacer y en tu gimnasio habitual no tienen clases de abdominales hipopresivos, busca a un profesional para llevarlo a cabo.

Para que quede bien claro, repasemos las respuestas correctas a las preguntas anteriores:

⊃ **Cuándo vas al baño a hacer de vientre, ¿haces fuerza? ¿Hacia dónde?**

No deberías hacer esfuerzos; deberías soplar, soltar el aire con un poco de precisión y notar que la zona de la barriga se contrae hacia dentro, viendo el ombligo acercarse a la columna vertebral, no alejarse.

⊃ **Cuando estornudas, ¿te tapas la nariz?**

Si lo has hecho hasta la fecha, deberías dejar de hacerlo. No hay que taparse la nariz y cerrar la boca, ya que el aire necesita salir por algún lado.

⊃ **Cuando toses, ¿la zona abdominal va hacia dentro o hacia fuera?**

Debería ir hacia dentro. Si no va hacia dentro, hay que hacer ejercicios para integrar esa acción.

⊃ **Cuando te suenas, ¿te tapas la nariz mientras sigues sacando aire? ¿Te tapas las fosas nasales?**

Para sonarte, únicamente tápate un solo orificio nasal para que salga el aire por ese lado y luego repite la acción por el otro orificio. No tapes las fosas nasales a la vez.

⮑ **Cuando hablas, ¿notas la contracción de la zona abdominal hacia dentro?**

Deberías notarla y provocar esa acción. Y a medida que vas queriendo elevar tu voz, cantar o soplar con fuerza, todavía más. Recuerda la presión innecesaria que pueden recibir tus vísceras si lo haces con presión hacia fuera; es una presión lesiva.

Ejercicio 3

Práctica individual: ¿cómo estás?

Cada día al levantarte, conecta con la zona más interna tuya. Pregúntate: «¿Cómo estoy?». Siente las sensaciones corporales.

Ellas te llevan de una forma directa a conocer tu estado emocional. Primero se siente la emoción y luego le ponemos la etiqueta. Así, cuando te venga una emoción fuerte como la tristeza, no te centres en pensar: «Estoy triste, estoy triste», sino que observa con detenimiento qué pasa en tu cuerpo, en tu pecho, en tus ojos, en tu estómago, qué le apetece hacer a tu cuerpo. No hagas caso a tu mente; escucha las sensaciones que emanan de tu cuerpo.

Practica un poco cada día y más aún con las emociones de los personajes. Si no hay un reconocimiento profundo de las emociones que sentimos en el día a día y con naturalidad, nos va a costar más colocarnos en las emociones de los demás.

4

MI FORMA DE TRABAJO: ANALIZAR EL TRABAJO ESCÉNICO

En los cursos de teatro que he realizado como alumna existe un trabajo físico intenso del cuerpo. Hay diferentes formas: con el mimo, con la experimentación de la música, con los movimientos... Incluso hay técnicas que se basan en sobrecargar el cuerpo de sensaciones para encontrar el lugar concreto en dónde y cómo poder expresar.

Sin juzgar esta metodología de experimentación a nivel artístico, ni valorando los objetivos finales que conducen a este estilo de prácticas, me voy a centrar en valorar cómo afecta esta metodología a nuestro cuerpo y cómo se puede mejorar el estado inicial del actor para que las prácticas artísticas posteriores sean más saludables, directas, sencillas, sintéticas y de lo más provechosas posible.

Resulta evidente que, si no hay un buen trabajo de control motor, la libertad de movimiento articular, el engranaje (fluidez/destreza) y una correcta alineación del eje central y equilibrio del cuerpo, habrá zonas que se cargarán más que otras en el momento de la movilización articular, como, por ejemplo, en el tiempo de entrenamiento.

Mi propuesta es poner en marcha mi método de trabajo previamente a la realización de cualquier práctica artística con el objetivo de minimizar el mayor número posible e, incluso, eliminar los factores de riesgo que pueden causar una lesión; y para llegar a este objetivo hay que realizarlo de manera individualizada y, también, grupal.

Pongo un ejemplo para los que entrenan con danza clásica o la han realizado anteriormente. El tan amado y esperado *en dehors* (la posición de apertura de las piernas en rotación externa de manera que los talones se tocan y las puntas de los pies miran hacia fuera) solo se puede realizar de forma correcta cuando hay una característica genética en la forma y el tamaño del hueso del fémur y la cadera. Si esto no es así, se puede llegar también a abrir las piernas 180°, aunque para llegar a la estimada posición haya que pasar por encima de las limitaciones anatómicas y mecánicas de la articulación de la rodilla y del tobillo. En edades tempranas se puede forzar sin notar dolor ni molestia, no hay ningún tipo de sintomatología. Por el hecho de tener la capacidad de ser elásticos, los jóvenes practicantes aguantan perfectamente la postura forzada. Pero ¿qué ocurre cuando empieza la adolescencia y siguen con la misma práctica motora? Es cuando aparecen los dolores, las lesiones, las sobrecargas articulares y musculares; es cuando no se llega al nivel deseado y ya hay una falta de rendimiento y belleza en la postura final, que se habrá visto modificada. En este momento se caen al suelo las esperanzas de ser una primera bailarina, ya que una compañía profesional no va a querer a alguien con deformidad (las piernas curvadas no gustan estéticamente —no hablaremos ahora de lo que desencadena esto a nivel social ni ético—) en la pierna por haberla forzado anteriormente. La estética, muy a mi pesar, prima en este campo. Detrás quedan muchísimas horas de ensayo, ilusiones, esperanzas, que han pasado por encima de la coherencia y del sentido común. La lógica que expongo pasa primero por evaluar las posibilidades reales de si esa niña tiene realmente posibilidades de llegar a ser una primera bailarina de clásico. Conocer si las condiciones anatómicas, independientemente de la aptitud de la artista, son determinantes o no sirve para saber de dónde partimos. Es decir, si la niña en cuestión quiere ser bailarina y no tiene las características deseadas, podrá elegir si quiere seguir bailando sin forzar y ser bailarina profesional sin llegar a primera bailarina, si quiere seguir forzando y arriesgarse a las consecuencias, o si quiere practicar otro estilo de baile en el que no se requiera una determinada estructura anatómica tan exigente y precisa como la danza clásica. Lo más importante, desde mi punto de vista, es estar informado para decidir en consecuencia. Por lo tanto, ya sea por no crearse falsas expectativas, ya sea por no querer perder el tiempo y, sobre todo, por la salud del intérprete, mejor hacerse un análisis postural antes.

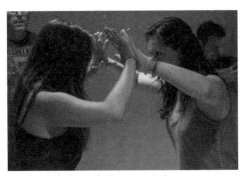

Taller práctico con actores,

Este tipo de análisis tiene que tener varios objetivos y no solo por lo que acabo de narrar; también para lo siguiente:

- Acondicionar los ejercicios en clase.
- Valorar las actitudes físicas: musculares, articulares y de movimiento, tanto el estático como el dinámico.
- Estudiar el tipo de entrenamiento.
- Incorporar la parte emocional y que estén en consonancia con las habilidades fisiológicas y físicas.

Pondré otro ejemplo, esta vez del teatro. En una de las clases que recibí de teatro gestual con la técnica Decroux, nos colocamos en grupo. Todos debíamos centrarnos de manera que los trece integrantes del mismo formásemos un triángulo: unos detrás de los otros, muy pegados, brazo con brazo, formamos una piña de gente, situándose en la primera fila y como cumbre del triángulo una sola persona; en la segunda fila, dos personas; en la tercera fila, tres; así hasta terminar de colocarnos y trazar un triángulo compacto. En esta posición debíamos ir al unísono y como si fuéramos solo uno, unidos hacia la derecha y hacia la izquierda, hacia delante y hacia atrás con la condición de ir a la vez, de forma coordinada, sin poder hablar entre nosotros para ponernos de acuerdo de cuándo empezar el movimiento ni tampoco para decidir hacia dónde íbamos. Además, debíamos movernos sin perder la mirada fija al frente. Y este ejercicio lo hicimos en dos turnos, partiendo la clase en dos grupos.

Cuando me tocó a mí ser la espectadora de la otra pirámide, la que habían formado el otro grupo de compañeros, observé que una chica de la segunda fila no podía mantener la mirada fija, tal y como nos había comentado el profesor. Movía el cuerpo y la mirada de forma contralateral; es decir, cuando el cuerpo lo movía a la derecha, su mirada iba a la izquierda y al revés. Después de unos minutos de estar haciendo el ejercicio, el profesor detuvo la clase y explicó de nuevo el ejercicio remarcando que todos debían mirar solo a un punto fijo, sin mover la mirada conjuntamente con el cuerpo. Aunque se repitió varias veces y el profesor se lo remarcó personalmente, no pudo hacerlo. El maestro insistió en que en un trabajo grupal todos han de ir a la vez; el público se da cuenta de que es un trabajo en grupo y llama la atención que uno se salga del ritmo con la mirada. Nos aconsejó más práctica.

Esta chica muy probablemente tenía un problema en la disociación de su sistema visual con la zona cervical, y la práctica no hará que desaparezca. Para que esta chica pueda seguir el ejercicio hay que evaluarla y diagnosticar el origen del problema. Por mi experiencia, con una evaluación posturológica se puede derivar al profesional adecuado para resolver este problema.

Cuando se trabaja con temas de equilibrio en artistas es básico revisarse la vista y la visión, que no son lo mismo para un especialista en optometría y posturología.

Un ejemplo más. En una de las últimas representaciones que he visto de una gran compañía de danza y música, se incluye un número con los ojos vendados. Deben bailar, girar, saltar y coordinar en el espacio sin ver. Resulta impresionante la puesta en escena, en la que se requiere gran concentración, tener agudizada la inteligencia espacial y un buen equilibrio. Sin desmerecer en ningún momento el gran trabajo que realizan estos artistas, uno de ellos no iba del todo en sincronía y destacaba del resto del grupo. Era el mismo intérprete que, en un número anterior, tocaba la flauta travesera. La flauta la tocó inclinando la cabeza hacia un lado, y aunque no puedo asegurar que tenga una alteración visual y cervical, como sería lo esperado al tocar de este modo, sí que puedo afirmar que el hecho de tener la cabeza inclinada durante horas hacia un mismo lado hace alterar el eje bipupilar (las dos pupilas deben estar en el mismo plano horizontal que el suelo que se pisa) y, en consecuencia, la biomecánica articular de las primeras cervicales, el trabajo del sentido del equilibrio regido por el sistema vestibular (oído interno) y, muy probablemente, en pequeña o mayor medida, a modo de compensación, alguna otra parte del resto del tronco. Por lo tanto, la percepción de la verticalidad se verá alterada y, al vendar los ojos, los puntos de referencia se verán más alterados que en otra persona.

Estos ejemplos que he puesto son tratables y evitables si se realiza una evaluación inicial y aconsejo que anual, o cada vez que haya un número que cueste de ejecutar y sobresalga del resto. Supongo que este artista habrá invertido gran cantidad de horas ensayando con sus compañeros para mejorar el número y su rendimiento. Sería más fácil para él ir directamente a buscar la causa de la falta de estabilidad: si son sus ojos, como sospecho, o alguna otra razón asociada. He ahí el porqué de escribir este libro formativo; la gran mayoría de artistas desconocen que este tipo de trabajo existe y les puede ser de gran ayuda.

Vamos a ver si podemos ir respondiendo a estas preguntas:

- ¿Cómo trabaja el actor el cuerpo y la voz para extraer su máximo potencial?

- ¿Existen contradicciones entre los métodos de entrenamiento de trabajo corporal que se realizan en las salas de tratamiento médico y de rehabilitación para encontrar un óptimo estado de salud con los que se realizan en las salas de ensayo actoral? Dicho de otra manera: ¿hay ejercicios actorales que pueden perjudicar a la salud?

- ¿Qué técnicas y métodos se estudian en las escuelas, institutos o conservatorios?

- ¿Qué es lo que el intérprete busca realmente? ¿Cómo lo encuentra? ¿De dónde parte? ¿Cómo se evalúa?

- ¿Hay métodos que se aplican actualmente y que pueden empeorar y bajar el rendimiento interpretativo del actor?

Lo iré contestando poco a poco, aunque a modo de resumen puedo anunciar que en la gran mayoría de métodos de trabajo que se aplican en el ámbito artístico hay una falta importante de conocimientos del funcionamiento interno del cuerpo y la acción-reacción que se desencadena del mismo. Toda acción interna tiene una reacción externa que se ve y se transmite a corto o largo plazo; me refiero, sobre todo, a la respiración y a su efecto en la postura y las emociones.

Os pondré un ejemplo: recuerdo el día que ofrecí una charla sobre prevención de lesiones específicas en artistas circenses pertenecientes a una asociación y escuela de circo profesional barcelonesas. Hice una presentación general en la que explicaba las posturas forzadas con las que habitualmente debía trabajar el artista. Al ser escuela de circo y de malabares, los profesores habían identificado como riesgo de lesión los golpes de brazos o piernas, o incluso de todo el cuerpo, recibidos por sus alumnos; respecto a este factor de riesgo, poco más hay que hacer para prevenirlo que ir con cuidado y atención extrema. Mi aportación a esta intervención sobre prevención específica de riesgos laborales en el artista circense fue dar una visión más amplia del tema y centrarme en los entrenamientos y en cómo se puede adaptar el trabajo del mismo a la vida cotidiana. Por este motivo expliqué:

- Distintos tipos de estiramiento.
- Diferenciar la sensación de estirar el músculo del nervio.
- Las diferentes maneras de potenciar la zona abdominal.

Puse una especial atención en remarcar que no hay que hacer esfuerzos empujando hacia fuera la barriga, ya que en estos casos pueden ser la causa de lesiones a largo plazo, como hernias inguinales, prolapsos, pérdidas de orina, próstata, etc. Y en identificar las actividades de la vida diaria en las que se puede llevar a cabo con facilidad sin que seamos muy conscientes de ello: estornudar, hablar, toser, ir al baño, etc. Os suena, ¿verdad?

Finalmente, les puse ejemplos de estiramientos musculares en los que se implicaba todo el cuerpo; los llamamos *globales* y existen varios métodos que los realizan: GDS, RPG., Mézières, etc.

Al mostrar unas diapositivas, una de las participantes me señaló lo que ella consideraba una mala colocación del hombro de la modelo haciendo el nombrado estiramiento global, cuando en realidad estaba muy bien colocada, ya que el hombro va cambiando de posición a medida que se quieren estirar las diferentes partes de las fibras musculares que conforman los músculos que envuelven la articulación. Este detalle me hizo advertir la gran falta de conocimiento que hay del funcionamiento del cuerpo y de las técnicas manuales que tienen este colectivo de artistas, ya que estaban viendo algo erróneo en una perfecta colocación de corrección postural.

El hombro del que se me hablaba estaba muy bien colocado, teniendo en cuenta la cadena muscular (conjunto de músculos que se realizan para ejecutar un movimiento concreto del cuerpo) que se estaba trabajando y la tipología estructural de la artista. Este trabajo se hace en dinámica, o sea, que es progresivo, y en cada respiración se pide mover las articulaciones. Tanto las piernas como los hombros y los brazos van cambiando la orientación y la tracción con el objetivo de estirar más o menos las fibras musculares que se desee en ese momento.

Después de argumentar el concepto de cadena muscular y de explicar las características del movimiento, esta artista circense y asistente al curso todavía no lo tenía claro y me comentó que este concepto de cadena no era correcto y que deberíamos discutirlo. Para discutir algo hay que estar documentado; sobre todo, si son profesores. Y todo esto lo hago para documentaros y acercar la ciencia al arte, como he repetido muchas veces. Si estás leyendo esto ya eres una persona interesada en aprender y dejarse asesorar, y, principalmente, dispuesta a experimentar.

Este detalle de conversación es un ejemplo que demuestra la gran lejanía de conocimientos y de fuentes de información que hay entre los avances en el mundo de la salud y el mundo artístico. No es compresible, hoy en día, que se siga haciendo un trabajo tan paralelo, alejado de las comodidades y los avances de la ciencia. Es incomprensible, con la cantidad de avances mediáticos y de facilidades en la comunicación que conocemos, que en la actualidad haya tal desconocimiento y falta de acercamiento de estas técnicas al ámbito artístico. Hay herramientas que aceleran el aprendizaje, formas de evaluar y diagnosticar cómo mejorar el equilibrio, la coordinación, la fuerza, la resistencia, la flexibilidad, etc.

Ejercicio 4

Por la experiencia que tengo al preguntar por la actividad física en la consulta, veo de todo, aunque normalmente mis pacientes se van a los extremos. Es decir, o hacen o han hecho mucha actividad o no hacen nada.

Es el momento de autoevaluar tu nivel de salud. Está claro que no podemos llevar a cabo un examen muy profundo sobre ello sin la ayuda de un profesional, aunque algunas preguntas y hábitos en tu vida cotidiana pueden darnos una idea de cómo estás.

Es indispensable para la salud practicar ejercicio, lo cual es distinto de hacer deporte. El ejercicio físico te aporta la energía necesaria para estar alegre, tener un buen estado de la salud cardiovascular y fortaleza muscular.

Hay que hacer ejercicio anaeróbico y aeróbico, y de flexibilidad.

Por lo tanto, contesta: ¿practicas ejercicio físico tres veces a la semana, una media de hora y media? ¿Dedicas una parte de este ejercicio a realizar ejercicios de flexibilidad muscular, es decir, estiramientos? ¿Sigues siempre una misma rutina a la hora de ejercitarte? ¿Y a la hora de calentar el cuerpo, antes de empezar a estudiar o trabajar?

Si no lo has hecho hasta la fecha, este es el momento. Hay que hacer actividad física. Las ventajas que te ofrece son múltiples y los beneficios los vas a encontrar inmediatamente. Por lo tanto, si todavía no haces ningún tipo de actividad, empieza por algo que alguna vez te haya gustado y vuelve a incorporarlo. Por algo se empieza. No te pongas excusas, como que no tienes tiempo. Para lo que realmente se quiere sí que se tiene tiempo. Y tu mente, tu ansiedad, tu inestabilidad emocional y tu cuerpo te lo van a agradecer eternamente.

Para empezar a construir todo esto debemos conocernos en profundidad y estar a gusto con nosotros mismos. Por este motivo, recomiendo a todos la meditación guiada con el movimiento.

Si ya realizáis la meditación como actividad habitual dentro de vuestro día a día, para alguien que trabaja con su cuerpo y con las emociones resulta muy interesante hacer un tipo de meditación con movimiento.

Como resumen de mi trabajo, cito los aspectos que debemos tener en cuenta:

❑ Realizar evaluaciones del trabajo en escena conjuntamente con el artista.

❑ Valorar la puesta en escena anterior y la actual.

❑ Evaluar el estado de salud del intérprete.

❑ Evaluar la postura del artista, tanto del personaje como del individuo.

❑ Averiguar sus tendencias corporales, musculares, asimetrías y capacidad respiratoria.

❑ Valorar el comportamiento de su trabajo espiratorio forzado, tanto en el habla como en el canto, así como con el instrumento.

❑ Advertir su nivel de conciencia corporal en función de su autocontrol del reconocimiento postural, y de sus conocimientos adquiridos en la práctica de alguna de las técnicas ya existentes en su etapa de estudios o posterior a ella.

❑ Partir de la técnica artística que haya utilizado en su carrera para entender con qué conceptos corporales se ha trabajado y empezar con esa línea de trabajo el tratamiento de fisioterapia. Luego, conocer los límites y deficiencias que van apareciendo en el camino y sobrepasar la zona de confort del paciente. ¿Cómo? Indicando ejercicios para antes del estudio, con el fin de entrenar su capacidad respiratoria y corporal, y de mejorar, así, su salud a la vez que se mejora su rendimiento en escena.

La clase-audio que os voy a dar a continuación es la que deberéis practicar a lo largo de una semana, a ser posible, cuando os despertéis.

Audio 3

Práctica de relajación y conexión completa

https://www.cpae.net/audio/audio3.mp3

5

LESIONES MÁS FRECUENTES QUE SUFRE EL ACTOR

Empiezo este apartado indicando que no existen, actualmente, artículos específicos sobre fisioterapia en el teatro. Sirva, pues, este libro para acercar estos dos mundos e incentivar a que, cada vez con más frecuencia, sea más habitual encontrarlos en un mismo espacio.

Por este motivo, voy a hablar sobre mi experiencia. En mi consulta, lo que más veo son alteraciones de la voz, de la respiración, contracciones abdominales, caídas y dolores de espalda por posturas mantenidas. Los golpes, tropiezos y altercados varios en el escenario son más fruto de una falta de concentración, del cansancio o de tener que empezar la puesta en escena con un *attrezzo* y un vestuario pesados o que obstaculizan la movilidad. Claro está que de puestas en escena hay miles y que los factores de riesgo aumentan en el momento en que se empiezan a sumar elementos externos como plataformas, cuñas, suelos en desequilibrio, escaleras o cambios rápidos de vestuario. Pongo ejemplos de situaciones evitables y que se pueden extrapolar a muchas representaciones.

En una producción teatral de un conocido teatro de Barcelona, en el año 2015, en una de sus representaciones había una escena en la que un actor se tumbaba en una mesa; agarrado de brazos y tobillos, su personaje era torturado. Gritaba, hablaba y se alzaba de tronco, con la cabeza en flexión (casi tocando la barbilla al esternón). Estando en la cuarta fila del teatro podía ver perfectamente el mecanismo muscular para levantarse. Los músculos que se contraían para ejercer dicha acción eran los abdominales. Tenía la panza abombada y la manera de gritar le hacía abombarla más en cada espiración, o sea, cada vez que sacaba aire para hablar o gritar. Este mecanismo, como ahora ya sabéis, provoca una alta presión hacia abajo, en dirección a las vísceras, próstata y suelo pélvico, donde quedan aplastadas, siendo la causa de lesiones más tardías y de alteración de estas estructuras. Estoy convencida de que este actor actúa así por desconocimiento del funcionamiento del cuerpo humano, ya que hacer una flexión de cuello o hablar metiendo la barriga hacia dentro en vez de hacia fuera no provoca ninguna alteración en la puesta en escena ni en la emisión de las emociones. Y no hacerlo provoca alteraciones físicas que ponen en riesgo la salud del actor. Si no lo hace es por desconocimiento y por un entrenamiento que no se ha ocupado específicamente de enseñar la importancia de la integración de este tipo de ejercicios tanto en escena como fuera de ella.

Esta falta de información tiene que acabar... ¡ya! Tengo la sensación de que cuando las personas llegan a la consulta tan desinformadas es como si vivieran en un mundo aparte, que nadie hasta el momento les ha dicho cómo poner a su alcance estos estudios y avances técnicos, y, claro está, que el teatro y la ciencia han estado avanzando de manera paralela desde su nacimiento.

Artistas: estamos para atenderos, mejorar y optimizar vuestro arte. Mi única intención al acercar este material es que cada vez se pueda beneficiar más gente de estos conocimientos y no sufran las consecuencias de un incorrecto uso corporal, como a mí me ha sucedido.

Ofrecer lo necesario. No más, aunque es mucho

He comprobado la enorme cantidad de esfuerzo y entrega que se requiere para sacar lo máximo y lo mejor de uno mismo en el trabajo interpretativo del actor. Cuando se actúa se deben dejar de lado los malos días, tu propia historia personal, tus sentimientos y centrarte en la interpretación.

El público se merece un rendimiento óptimo y el actor se entrega ante su público. Para llegar a este estado, cada escuela teatral te enseña cómo evolucionar y experimentarlo de formas distintas. Hay técnicas para recrear tus propias emociones y otras en las que te enseñan cómo se puede llegar a transmitir emociones simuladas. Las que trabajan con el cuerpo como transmisor, origen y receptor de emociones o aquellas en las que el cuerpo es el propio generador emocional, teniendo que explorar profundamente en él antes de sacar el sentimiento y llegar al emisor.

Sin embargo, el actor quiere transmitir emociones, sean las que sean, y siempre lo hace a través del cuerpo o la voz. A excepción de los titiriteros, que en ocasiones no muestran directamente su cuerpo, aunque han de contar con un buen estado de salud corporal para aguantar posiciones que, muy a menudo, no son las más ortodoxas para poder aguantar el propio peso del muñeco; ya sea encima de ellos con prolongaciones, con cuerdas o poleas. Para todos los actores, es absolutamente necesario tener un cuerpo libre.

Me refiero a este concepto: a poder hacer con el cuerpo lo necesario, lo que requiera la interpretación. Esto pasa por tener flexibilidad, fuerza, tono muscular adecuado, resistencia, libertad de movimiento, control postural, respiración completa, profunda, fluida y dirigida. Libre de tensiones corporales y de restricciones.

Aunque existen, como ya sabéis, diferentes técnicas teatrales, el resumen de todas ellas es que, con unos métodos o aprendizajes distintos los unos de los otros, todas requieren lo mismo, como ya hemos dicho anteriormente: un cuerpo libre.

Libre es sinónimo en este caso de moldeable, neutro de emociones, de restricciones, de sentimientos, de pensamientos, de acortamientos, de bloqueos… un cuerpo donde sembrar lo que se quiera transmitir.

Así que, si empleamos unos años de nuestra vida en aprender a vaciar, liberar, mover y sacudir ese cuerpo para optimizar sus resultados, ¿no resulta también interesante saber qué comportamientos y acciones lo tensan?

Por lo tanto, y como consecuencia de lo que acabamos de decir, debemos conocer muy bien nuestro cuerpo para empezar a trabajar con una técnica determinada.

Debemos cuestionarnos cómo andar, movernos, agilizarnos, respirar, sentarnos, levantarnos, ir al baño, levantar un peso, estornudar, etc. En la función, en la vida diaria y en el proceso de aprendizaje.

¿Cómo encuentra el actor este camino? Como ya he mencionado, hay diferentes escuelas, y cada actor es libre a la hora de elegir a su maestro y su manera de explorar. Como norma general, todas ellas se basan en la experimentación: probar un movimiento, una repetición de movimientos, una emoción seguida de un movimiento, un movimiento que desencadena el sentimiento.

Desde un punto de vista biomecánico, definiendo así la manera como se mueve el cuerpo (no me refiero ahora a la biomecánica de Meyerhold), debemos tener en cuenta las limitaciones de nuestra propia dinámica.

En los procesos creativos siempre hay una búsqueda, ya sea emocional, corporal o ambas, y esto hace que se desencadenen una serie de opciones y de maneras de trabajar distintas. Es el actor el que decide cómo trabajar con su cuerpo. Y es necesario valorar un estado inicial para saber qué camino seguir para complementar esta práctica.

¿De dónde parte el actor?

A mi modo de ver, el actor debería partir de un trabajo previo, si es que este ha existido. Este libro reivindica que este mínimo trabajo primario ha de ser neutro. Defino con esta palabra unas bases mínimas de conocimiento corporal que deberían incorporarse a cualquier trabajo futuro del actor.

He llegado a esta conclusión después de visitar a numerosos actores en consulta y de comprobar que algunas de sus técnicas para conectar con su yo interno, o con su cuerpo, eran contraproducentes para su salud y, en consecuencia, disminuían el rendimiento de su arte.

¿Cómo se evalúa?

Por sus resultados emotivos o emocionales. Del propio actor y de los espectadores. Esta búsqueda de la provocación, emoción, captura de sentimientos no debería contradecirse con una disminución de la atención de la salud, ni con aumentar los factores de riesgo de padecer una lesión.

Mi llamamiento es tratar de haceros conocedores de que, dentro de esta valoración, deberíamos considerarnos a nosotros mismos como ser humano, con un cuerpo que se usa, se gasta, se valora y se utiliza, unido a un ser que siente y se emociona. El conjunto es capaz de trasmitir todo ello; no hace falta contradecirse.

No me refiero a los momentos en los que la escenografía requiere saltos, caídas, trampolines, escaleras, luchas y peleas; eso es también un trabajo corporal que se debe tener en cuenta y, para ello, has trabajado minuciosamente. Me refiero a evaluar las posturas y la emisión de la voz en el diálogo, en el movimiento en sí y en el día a día. Tu cuerpo es tu tesoro, tu medio de expresión. Valóralo así en cada instante al principio, y más adelante ya se habrá automatizado y se podrá integrar en el proceso de creación. El hecho de que puedas cuestionarte estos principios te hace mejorar día a día.

Ejercicio 5

Práctica individual

Grábate. Graba tus ensayos y luego míralos. Sin volumen. Observa tu cuerpo y analiza las partes que mueves con más soltura y las que no. Haz una valoración de tus movimientos, de tu eje, de la fuerza que usas y de dónde la obtienes para sacar el aire. ¿Hay tensión en tu cuerpo? ¿Dónde? ¿Es necesaria para la escena? Ya sabes que si no lo es debes eliminarla.

Quédate con dos puntos, no más, y para la próxima vez que lleves a cabo este ejercicio, revisa si los has mejorado. Una grabación cada quince días es un buen trabajo de mantenimiento.

6

EJERCICIOS: EL ENTRENAMIENTO PARA CUALQUIER INTÉRPRETE

Cuando en 2003 empecé a trabajar con artistas en la consulta, me fui interesando por las diferentes escuelas teatrales y por cómo ayudar al intérprete a sacar lo mejor de sí mismo, con el objetivo claro de unir la ciencia y la cultura. En los ejercicios que iba practicando como alumna en los distintos cursos de interpretación que realicé, echaba de menos la fisioterapia y, sobre todo, la comprensión de la muscular y de la respiración, que es la base de un buen entrenamiento y comprensión de lo que pide el maestro.

Hay múltiples escuelas de interpretación y en ninguna he visto un buen trabajo de cuerpo. Es decir, que aunque se buscan ejercicios de coordinación, equilibrio, cohesión entre personas, espacio, ritmo, peso, gravedad, confianza, etc., los actores que los realizan están faltos de entender el mecanismo de la fuerza muscular, la base respiratoria y la teoría de las contracciones musculares que hacen posible la movilidad. Esto, desde un lado más físico y motor. Y, desde el **lado sensorial y perceptivo,** no se hace nada en absoluto, por el desconocimiento que existe esta manera de trabajar, a la vez que integrar la neurociencia en las artes escénicas es realmente muy novedoso.

El sistema estrella que conduce y controla el equilibrio del cuerpo humano es el **sistema vestibular,** situado en el oído interno. Como la ciencia no cesa de avanzar, en los últimos meses se ha descubierto que el riñón también desempeña esta función en el cuerpo humano, así que el sistema vestibular rige el equilibrio del tronco superior y el riñón, del inferior. ¿Qué ocurre cuando el cuerpo está suspendido en el aire? Cuando tenemos una actuación aérea y no tenemos el apoyo del suelo para equilibrarnos, el único órgano capaz de orientarnos, al igual que cuando estamos dentro de un medio acuático, es el sistema vestibular.

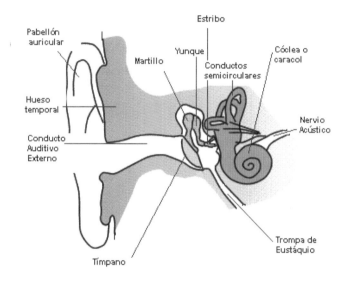

El sistema vestibular

Pocas veces se hacen actuaciones dentro del agua, aunque cada vez se hacen más actuaciones aéreas, sobre todo, en grandes musicales de Broadway. Muchas veces no se tiene en cuenta este sistema a la hora de calentar el cuerpo y entrenarlo con esta finalidad. Es decir, no se mira la globalidad del cuerpo del actor para entrenarlo en lo que requiere.

En este apartado voy a poner diferentes ejemplos de ejercicios habituales en el trabajo de entrenamiento del intérprete sumando la integración del sistema perceptivo y sensorial para entrenar, también, estos sistemas por ahora olvidados. Antes, resumiré el trabajo físico del actor y explicaré el motivo por el cual se ha llegado a este punto.

Cuando Anne Dennis, en su libro *El cuerpo elocuente. La formación física del actor,* presenta el trabajo de Decroux, el mimo corporal, nada alejado del trabajo de Stanislavski, lo hace estableciendo la comparativa siguiente: el trabajo de la voz con el cuerpo. Explica que, de la misma manera que el actor realiza un entrenamiento consciente y profundo del habla, la lectura silábica, la fonética, la dicción y la entonación, entre otras cosas, exactamente igual debería hacer el actor con su preparación en el entrenamiento consciente y profundo del movimiento, encontrando en la herramienta del mimo corporal la forma fácil y directa de llevar a cabo este trabajo.

Creo que está en lo cierto. El mimo es uno de los trabajos más exigentes de control de movimiento, y, aunque estamos hablando de que su práctica y algunos de sus ejercicios se vayan actualizando teatralmente y otros no, ambos siguen sin estar acordes con el plano científico. Es decir, que, como todo en esta vida, lo que ahora es cierto, mañana no lo será. Y de esta forma avanza la ciencia. Lo que en su momento fue revelador y de gran ayuda para un gran número de artistas, hoy en día puede mejorarse para que el actor tenga las herramientas integradas en su cuerpo para «reaccionar» y «responder» en escena, no para «actuar». Es decir, para que sea una verdadera acción desde el interior, que sea marcada por una respuesta muscular y física en reacción a una clara emoción de saber quién es en el espacio y qué quiere, y no solo un «saber ocupar el espacio». Lo que Decroux llama *immobilité vivant* (inmovilidad viva), y Lecoq, «acción en inacción». Fantásticas frases para definir lo que debería suponer un completo trabajo físico actoral. Aunque ¿realmente se llega a esto?

Y lo más importante, del caso de que hablamos: **¿a costa de qué ejercicios y cómo lo quiere conseguir el actor?**

Por ejemplo, en el trabajo de actuación de **Vieux Colombier** (escuela de Jacques Copeau, París, 1920), se realizaban ejercicios de dramatización sin vestuario, ni *attrezzo*, ni escenografía, y de espaldas al público. Me parece un recurso estupendo para trabajar la habilidad física concreta del actor, ya que requiere de un dominio extremo de la acción. La manera de conseguir esta habilidad es cuestionable; no existe una técnica o proceso de entrenamiento clásico y que sirva para todos en el que se adquiera esta habilidad. Propongo que, de la misma manera que se debe ir practicando el trabajo corporal, se trabaje de forma individualizada y, al tiempo, en grupo.

Para poder expresar se necesita un cuerpo libre, grupos musculares fuertes y tonificados, elasticidad, psicomotricidad, equilibrio, coordinación y ritmo.

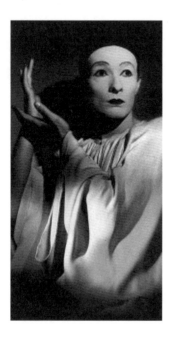

«El actor es a la vez el artista y
el instrumento.»
Jean-Louis Barrault (1910-1994).

¿Qué músculos son los que te permiten mantenerte de pie de forma erguida?

Los músculos tónicos, los que trabajan constantemente en contra de la gravedad para mantenernos más estables. Estos músculos no es necesario que estén todavía más fuertes, ya que, si lo hacemos, se acortan y eso nos hace menos flexibles. Los que deben adquirir fuerza son, en todo el cuerpo, los músculos dinámicos, los que permiten que nos movamos, no los que permiten que estemos estables y erguidos.

¿Sabemos diferenciar qué músculos trabajan cuando realizamos un ejercicio concreto?

Si quiero simular una giba, ¿se encargan de esta deformidad los músculos estáticos o los dinámicos?

Si quiero tener más resistencia sobre el escenario para aguantar dos horas de trabajo físico, ¿qué músculos son los responsables, entonces? ¿Qué tipo de entrenamiento se debe realizar?

No es mi intención elaborar un manual del uso y normas del entrenamiento; para eso existen profesionales expertos en la materia. Sencillamente quiero dar la oportunidad de reflexionar y profundizar hasta qué punto conocemos nuestro propio cuerpo y si los mecanismos que usamos en el día a día son beneficiosos o no para tal fin.

Necesitáis, pues, comprender vuestro funcionamiento en profundidad para que el esfuerzo del entrenamiento valga la pena, además de poder controlar los movimientos y que estos no sean contradictorios entre sí, con la finalidad de que el cuerpo y cada una de las partes que lo conforman estén afinadas y respondan a las influencias internas y externas bien visibles y entendibles para el espectador.

Algunos directores y compañías, como las de **Peter Brook** o **Dario Fo**, invierten mucho tiempo y espacio en el proceso físico, al contrario de otras compañías que usan «juegos de calentamiento».

«El compositor trabaja con un material que es lo más próximo que el hombre puede alcanzar en cuanto a expresión de lo invisible. Su partitura registra esta invisibilidad y el sonido lo elaboran instrumentos que casi nunca cambian. La personalidad del ejecutante carece de importancia; un clarinetista delgado puede producir con facilidad un sonido más amplio que otro grueso. El vehículo musical está separado de la propia música y esta va y viene, siempre en el mismo camino, sin que necesite revisarse. Por el contrario, el vehículo dramático es de carne y hueso y las leyes que lo rigen son diferentes por completo. Solo un actor desnudo puede comenzar a parecerse a un instrumento puro como un violín, siempre que tenga un físico absolutamente clásico, sin barriga ni piernas torcidas. El bailarín de ballet se aproxima a veces a esta condición y reproduce gestos formales no modificados por su propia personalidad o por el movimiento exterior de la vida. Sin embargo, en cuanto el actor se viste y habla con su propia lengua, entra en el fluctuante territorio de la manifestación y la existencia, que comparte con el espectador.»

Peter Brook, *El espacio vacío*

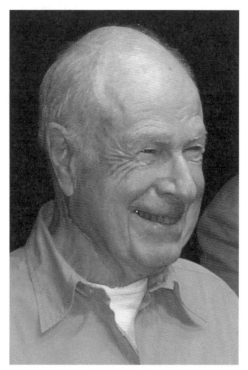

Peter Brook

La pregunta esencial que debemos formularnos es: cuando el cuerpo se prepara, **¿se prepara para qué?** Mi experiencia es que en los calentamientos no se les da la suficiente importancia al qué y al cómo se va a realizar la puesta en escena (qué escenografía, ritmo, energía, fuerza, destreza, etc., se van a emplear) y, en consecuencia, se hacen calentamientos generalizados que, con demasiada frecuencia, siguen un patrón muy similar, incluso una rutina, sin tener demasiado en cuenta el trabajo posterior que se va realizar. Es decir, que mi experiencia me ha llevado a conocer actores que siempre se preparan de una misma manera y no adecúan su entrenamiento y calentamiento en escena en función de lo que van a realizar después.

Por ejemplo, aplicar la máxima de «utiliza el espacio del que dispones» para realizar un ejercicio dramático debería ir precedida de un estudio muy claro por parte del actor de quién es él en ese espacio y qué quiere. Esto se lo puede proporcionar un buen trabajo de calentamiento y entrenamiento para liberar el cuerpo con la finalidad de poder expresar la necesidad, el motivo real para realizar el movimiento del personaje y no ser un «instrumento de expresión» en sí mismo. Puede referirse a esta misma necesidad de moverse Bertolt Brecht con el término *gestus*.

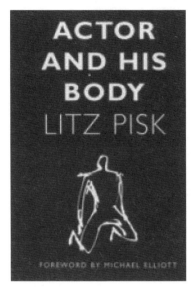

«La forma de nuestro cuerpo es el borde externo del contenido interno.»
Litz Pisk, *The Actor and His Body*.

Ejercicio 6

Trabajo individual

Piensa y repasa mentalmente: ¿tu entrenamiento tiene objetivos concretos? ¿Los tienes separados por capacidades musculares?

Elabora una lista de todos los ejercicios que tienes y que conforman la base de tu entrenamiento, y clasifícalos de manera que quede bien claro si son de elasticidad, fuerza, coordinación, equilibrio, concentración, estiramiento u otros.

Adapta los ejercicios en función de la coreografía y la escenografía

En los últimos años, y con los avances que nos proporcionan la física y los materiales en escena, ya estamos viendo que, para sorpresa del público y de los escenógrafos y directores, hay tendencia a adaptar los escenarios con suelos inclinados, plataformas deslizantes o circulares, arneses, etc.

Es necesario llevar a cabo un estudio de las adaptaciones que va a desarrollar el actor en función del tipo de suelo y superficie donde deba trabajar, para prevenir lesiones; además, se requerirá adaptarlo de la manera más fácil posible para que no se altere su rendimiento.

Si deseamos estudiar un texto nuevo o concentrarnos en algo va a resultar más fácil hacerlo en un lugar tranquilo y que nos guste, con poco ruido y con luz adecuada, que en situaciones donde haya distracciones por ruido, luces, movimiento o vibraciones. Por lo tanto, para un actor va a ser mucho más difícil concentrarse y dar lo máximo de sí mismo en situaciones que se alejen de cómo ha estado estudiando y de su continuidad.

Como la imaginación de los escenógrafos y directores va a superar nuestras suposiciones, voy a dar en este apartado algunas directrices que van a ir bien para mejorar el rendimiento, sea cual sea la puesta en escena.

Enumero los puntos para desarrollarlos a continuación:

- En primer lugar, hay que pensar en las adaptaciones mecánicas que va a realizar el cuerpo en función del plano de trabajo. Y de ahí hay que calentar y estirar teniendo en cuenta esa adaptación para compensar el cambio de postura en el escenario.

- En segundo lugar, hay que ir adquiriendo el hábito de estudiar en condiciones adversas justo después de aprender bien el texto. Esto se hace para que el sistema nervioso central no se desconcentre tanto cuando en escena aparezcan los elementos de *attrezzo*, luces o movimiento con los que se debe interaccionar en los últimos ensayos.

- En tercer lugar, hay que integrar estas acciones en el escenario, aunque no esté todo listo. Es decir, que vamos a recitar el texto en las condiciones en las que sabemos que no vamos a hacerlo.

Del primer punto, voy a explicar las dos opciones más habituales. La primera es cuando el suelo está inclinado y la segunda es cuando hay que hacer elevaciones y el actor está sujeto por un arnés (en este caso, es posible que desarrolle un pinzamiento de los nervios periféricos por compresión del mismo y una vasoconstricción; la manera de evitar esto es con masajes, estiramientos y reducir lo máximo posible las horas de exposición, y poner distintos grosores en los roces propios de la sujeción y que estén en contacto con la piel).

Si el suelo está inclinado, la línea de la gravedad va a tener la tendencia de ir hacia atrás, con el resultado de que la mayor parte del peso del cuerpo va a quedar hacia delante. La compensación que hace de forma involuntaria el cuerpo cuando se está en este lugar de trabajo es con el pie; la articulación del tobillo con el pie se abre, ya no es de 90°, es de mayor amplitud, y por lo tanto ayuda a no caer hacia delante. Esta adaptación crea una compensación en la columna vertebral, donde las curvas de la espalda que entran hacia dentro (la zona lumbar y la zona cervical) se acentúan todavía más. Esto crea un acortamiento generalizado en toda la cadena posterior del cuerpo y, justamente en las zonas citadas anteriormente, se van a alterar la respiración (el diafragma se inserta en la zona lumbar a través de los pilares del diafragma) y la tensión del cuello. El acortamiento de la musculatura posterior del cuello afecta con alargamiento de la zona anterior y esto altera, también, la fonación. Va a resultarnos más complicado gestionar en esta circunstancia la tensión de la musculatura propia de la garganta y puede llegar a forzar la fonación.

En este caso, hay que estirar más la zona posterior del cuerpo, las cadenas musculares que conforman el cuerpo; por lo tanto, hay que invertir más tiempo en estirar la zona lumbar, los sóleos y gemelos y la zona de la nuca. Hacer estiramientos analíticos de estas partes del cuerpo por separado es una opción. La otra es realizar un estiramiento global; es lo más recomendable, ya que se hace a la vez, con toda la musculatura, y de esta forma se estira la parte del cuerpo que más lo necesita cada persona, allá donde la zona muscular está más necesitada.

Para notar más la cadena muscular, en el siguiente capítulo encontrarás un audio para notar las compensaciones de la zona posterior de la espalda.

Del segundo punto, del hecho de estudiar en condiciones ambiguas, cabe indicar que es necesario hacerlo por partes. La primera parte consiste en estudiar bien el texto en un lugar tranquilo y sentado. El hecho de hacerlo sentado se ha comprobado científicamente que mejora nuestra capacidad cognitiva y que somos más rápidos en el proceso de aprendizaje. En segundo lugar, hay que estudiar caminando o moviéndose y es en este apartado cuando debemos incorporar en nuestro estudio elementos de distracción. Por ejemplo, una bombilla enfocándonos, o un sonido de fondo, la radio, o abrir una ventana para que entren los sonidos inesperados de fuera de la calle, y en este momento decir el texto andando hacia atrás y recorriendo un circuito de movimiento que previamente hemos diseñado en nuestro lugar de trabajo. Puede ser levantarse y sentarse; luego, tumbarse en el suelo; abrir una ventana; lavarse la cara y decirlo cantando.

Esto va a hacer que nuestro sistema nervioso central esté preparado para interrupciones y seamos más efectivos en el momento de la escena.

En la tercera parte, hay que interaccionar con el escenario final y trabajar de la misma manera que hemos trabajado en nuestro lugar de estudio, a la vez que incorporamos el trabajo vestibular y neuronal (esto lo explicaré en el capítulo 10). Es decir, que por el momento recitaremos para, más adelante (en el mismo día o en días alternos), hacerlo en dinámica (fuera de la serie de movimientos marcada por el director). Y también se puede incorporar, aquí, el efecto sonoro y de luz si el tiempo lo permite. En caso contrario, seguiremos trabajando en casa.

¿Y qué ejercicios para estar en forma existen que se puedan realizar siempre, independientemente de su formato, mi puesta en escena y mi morfotipo estructural?

La plancha y la plancha lateral. La finalidad es que consigas estar dos minutos en cada posición. A partir del momento del primer día de práctica, ya verás que te irás encontrando mucho mejor con el paso de los días. No hace falta que lo practiques diariamente; en días alternos está bien.

Estos ejercicios son básicos, los más elementales y sencillos que puedo ahora mismo explicar. Se realizan para mantener un buen estado de fuerza en la espalda, en la zona del core (la zona del ombligo, nuestro centro de gravedad y toma de control) y en la zona de los laterales de la cintura. Ojo, debes colocar correctamente la espalda y, además, contraer la barriga hacia dentro. Practica los ejercicios delante de un espejo y observa si la espalda queda bien alineada. Sería conveniente practicar unos tres días y luego ir al especialista para asegurarnos de que lo estamos haciendo correctamente y, en su déficit, que nos muestre cómo corregir los errores.

En otras culturas, incluso en la acupuntura y las técnicas marciales, la zona situada tres dedos por debajo del ombligo y dos dedos hacia dentro tiene una importancia vital de conexión con uno mismo. No solo en lo que respecta a la parte física, ya que esta zona funciona como estabilizadora del cuerpo, sino también en lo que atañe a la parte emocional. Es la zona de nuestro poder, el lugar de empoderamiento con nuestra propia naturaleza, de arraigo y toma de contacto con nuestro más profundo yo, con nuestras raíces y conciencia.

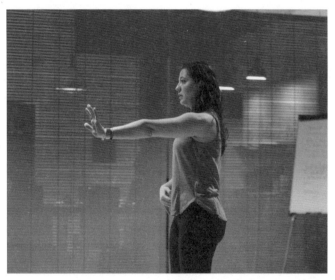

La autora del libro en una clase práctica para actores buscando la contracción abdominal baja al soltar el aire.

Por lo tanto, trabajar contrayendo esta zona y sintiendo la unión entre la parte anterior y posterior hacia dentro, nunca hacia fuera, no solo nos beneficia a la hora de notar una mayor estabilidad, sino, también, para prepararnos a la hora de sacar voz, aire, colocarnos en el escenario, andar, correr, bailar, etc. Es un punto que debería estar conectado con nuestra conciencia.

El dolor de barriga, las molestias intestinales, las malas digestiones, la barriga hinchada e incluso el sobrepeso nos hacen estar desconectados de nuestro poder, de nuestro centro de gravedad y equilibrio.

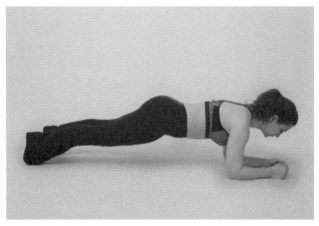

Ejercicio de la plancha.

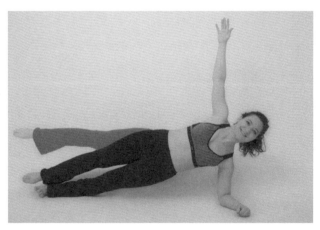

Ejercicio de la plancha lateral.

7

DAR EXPRESIVIDAD Y VERDAD AL CUERPO SIN ACCIÓN VERBAL:

LA IMPLICACIÓN Y LA PRESENCIA CORPORAL

Lo complicado para un actor es mantener un cuerpo que hable cuando el texto se ha terminado. El cuerpo del actor tiende a «morir» en los cuadros plásticos o a la espera de réplica sin acción. Y debemos entender físicamente que el cuerpo no se desarrolla por medio de decisiones intelectuales; nos mueven el instinto, los sentimientos y las emociones que salen del cuerpo en su totalidad.

No veo una intención clara que dé respuesta a un desarrollo emocional del cuerpo del actor cuando en el proceso de creación del personaje se realizan preguntas del estilo «¿cómo se sienta el personaje?», «¿cómo camina?», etc. Esto inhibe la búsqueda del actor de encontrar primero el cuerpo en sí del personaje para después sentarse como él. Otra razón más de la ayuda inestimable de tener un cuerpo libre de emociones y libertad de movimiento para que pueda transcurrir en él todo lo que sea posible en cada situación. Es decir, no se debe actuar, no hay que generalizar la emoción, por ejemplo, «el amor», «el dolor», «la tristeza», «la rabia», etc., sino dejar reaccionar al personaje; en consecuencia, el cuerpo lo llevará a responder después de una escucha clara de sus emociones e impulsos nacidos de su cuerpo.

Por ejemplo, si el actor finge tener una deformidad física, como una cojera o una joroba, lo deberá recordar siempre que se mueva e ir modificando todo su cuerpo cada vez, así que esto no le va a permitir estar plenamente entregado a la escena. Entonces, ¿cómo se puede encontrar esta conexión con el cuerpo para sentir más cómodamente y directamente las sensaciones que tiene el personaje a la vez que se transmite en su movimiento y expresión corporal?

Hay diferentes maneras de conseguirlo. La más utilizada y conocida en el teatro es reproducirlo a través de la respiración, la musculatura, la emoción, la temperatura, el peso, el ritmo, la flexibilidad de los músculos, etc. Y todo esto lo va a ir registrando en su memoria para más tarde recrearlo y aplicarlo en el momento que lo requiera el personaje. De esta forma se aumentan los recursos de movimiento del actor y cada vez será más rico en formas y estructuras.

Esto nos sirve, por ejemplo, cuando un personaje ha perdido una extremidad y está amputado, o cuando sufre alguna enfermedad pulmonar y tiene poca capacidad respiratoria, etc. Aunque mi propuesta pasa por empezar a trabajar antes con el cuerpo del actor y no del personaje. El trabajo que propongo va antes de esta búsqueda que acabo de mencionar.

Otra forma de trabajar en el teatro épico es que un personaje «salga» de su cuerpo, comente la acción y vuelva otra vez al punto donde lo había dejado. De esta manera se va estudiando y memorizando la sensación física, al ir recreándola una y otra vez. Si eres simpatizante de esta práctica, añade el estudio de observar y sentir la sensación corporal antes de «irte» del cuerpo; te resultará más fácil buscar una sensación física a partir de una emoción y no solo de un recuerdo postural.

Ejercicio 7

Práctica individualizada sobre
el personaje que estés trabajando en estos momentos

Pregúntate: «¿Qué le sucede al cuerpo cuando…?». Si el personaje está enfermo, la pregunta que debemos realizarnos es: «¿Qué sensación tiene un cuerpo enfermo?». Y no directamente: «¿Cómo se mueve un cuerpo enfermo?».

Obtén ahora tu propio ejemplo; escucha tu cuerpo y recuerda la sensación corporal.

Hazlo capa a capa. Una frase puede resumir lo expuesto anteriormente: se debe encontrar la manera de cómo lo interno se refleja a través del cuerpo. Es decir, partir del sentimiento y que sea este el que nos haga mover: emocionarnos. La palabra *emoción* procede del latín *emotio*. Es la unión de dos elementos: la preposición *e/ex*, que significa 'de, desde' y el verbo *movere*, que significa 'trasladar, mover'. Dejemos, pues, que el cuerpo exprese.

«*Un actor no repite mecánicamente un movimiento sino, más bien, repite la motivación, que causa la respuesta física. Este proceso es interminable. La actuación no es una cuestión de repetición, sino de reencontrar constantemente.*»
Anne Dennis

Después de realizar este ejercicio de investigación, vuelve a conectar con tu cuerpo.

Colócate como en la figura de la imagen siguiente y levanta la pierna con el ritmo de la respiración. Al soltar el aire aprieta la barriga hacia dentro, no la dejes floja, mantén la postura a la vez que la pierna se estira hacia atrás. Toma el aire recogiendo la pierna hacia dentro, apretando con conciencia la barriga hacia el interior.

Afloja la zona del cuello y la boca. Pon atención a tu respiración. Cuando te despistes, vuelve de nuevo a insistir en tu respiración. El cerebro tiene su función: pensar. Tú no eres solo tu cerebro. Vuelve a concentrarte en la respiración. Simplemente, insiste. Respiración y contracción del abdomen. Una vez más: respiración, contracción del abdomen y afloja la boca. Sigue, sigue, insiste, vamos, sigue…

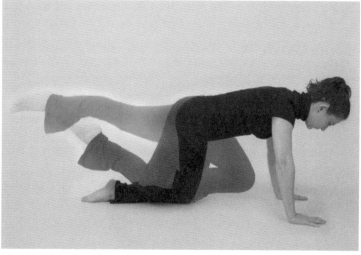

Ejercicio de extensión de la pierna y contracción de la zona abdominal.

8

LA RESPIRACIÓN

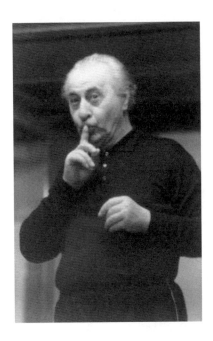

> *«La respiración es el mejor*
> *intérprete de la emoción, como la*
> *mirada lo es del pensamiento.»*
> *Étienne Decroux (1898-1991).*

Sí, una herramienta indispensable es la respiración. Es una condición básica trabajarla siempre para llegar a un óptimo resultado. Aunque el objetivo como actores y como personas es integrarla armoniosamente. Una respiración saludable produce salud y es sinónimo de bienestar.

La tensión muscular, los bloqueos y la respiración son un pez que se muerde la cola. Cuando uno se bloquea, se bloquea el resto.

Por este motivo, es básico empezar a realizar este trabajo respiratorio de forma consciente con los ejercicios de calentamiento; más adelante, con los teatrales, y finalmente, poderlos integrar en nuestra vida diaria. De esta forma, con esta cadena gradual, habremos conseguido tener un cuerpo libre de tensiones. Con la respiración estamos conectándonos continuamente con el exterior: el intercambio de aire con el planeta y con el resto de seres vivos y otros seres humanos.

El trabajo que propongo es el siguiente: si queremos un cuerpo libre, lo que otros autores llaman *neutro*, debemos ir antes a desarrollarlo personal e individualmente, luego realizar los ejercicios grupales con la compañía y, paralelamente, ir trabajando el personaje.

A medida que se van desarrollando los personajes, y en función de que por nuestro cuerpo se interpretan diferentes situaciones, emociones, etc., el actor debe siempre seguir trabajando con este trabajo individual por dos motivos importantes: por ser su principal motor de trabajo, ya que ha de asegurarse de estar en sus óptimas condiciones, además de poder entrenar cada día, y, por otro lado, por la limpieza tanto emocional como física que requiere «sacar» el personaje.

No entraré en detalles psicológicos, ya que el objetivo de este libro no es el de desarrollar ejercicios de limpieza emocional, aunque tanto si los usas como si no, insisto en el beneficio que aporta la práctica de lo físico en la liberación de la emoción. El registro de las emociones no solo está en la amígdala del cerebro, sino que también permanece en nuestro cuerpo entero y así hay que trabajar, de forma completa.

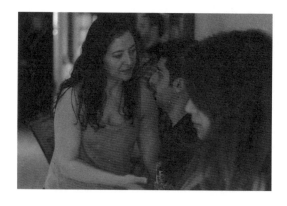

Una clase de acondicionamiento físico actoral.

Resumen de cómo empezar a desarrollar un cuerpo libre:

• En el caso de que hayas padecido ya traumatismos, debes consultar a un profesional fisioterapeuta-osteópata especializado en artes escénicas y es necesario cerciorarse de si hay bloqueos articulares producidos por caídas de culo o accidentes de tráfico, por ejemplo. Estos traumatismos provocan un estrés muy fuerte en las meninges y en las estructuras internas que envuelven la columna vertebral y cerebro, y que al tiempo producen retracciones en las fascias, lo que impide el movimiento correcto de las articulaciones afectadas al cabo del tiempo.

Es conveniente someterse a un estudio posturológico para saber qué zona del cuerpo es la que requiere una mayor atención por parte del actor y la que necesita más estímulos para añadir en los ejercicios individuales.

Una parte de la exploración que se realiza en consulta especializada es valorar los grados que tiene el paciente del ángulo de Charpy. Este ángulo indica la relación que existe entre los dos lados de las costillas, a la altura de donde termina el esternón; de este modo, se puede valorar la tensión que han ejercido los músculos superiores de la zona abdominal y el diafragma. Con el estrés, los nervios o las disfunciones estomacales, el diafragma puede estar tenso y cerrar este ángulo. Si a esto se añade que se han realizado abdominales superiores más que inferiores con una incorrecta ejecución de «barriga hacia fuera», esto favorece cerrar todavía más el ángulo. La apertura ideal es de 75°. En la gran mayoría de pacientes lo que me encuentro es una media de 30°.

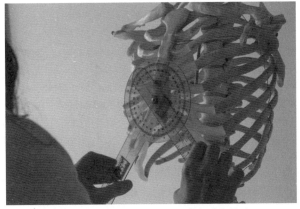

Ángulo de Charpy con una medida fisiológica
correcta de 75°.

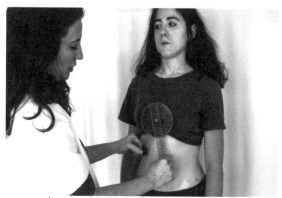

Ángulo de Charpy demasiado cerrado
ya que es de 30°.

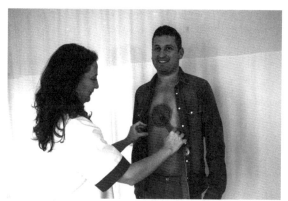

Ángulo de Charpy demasiado abierto
ya que es de 90°.

Después de realizar maniobras de expansión, masaje y ejercicios respiratorios en plano invertido, en unas tres semanas el ángulo llega fácilmente a los 75° ideales. Es entonces cuando se pueden llevar a cabo los ejercicios hipopresivos, no antes. Por este motivo recomiendo que antes de realizar cualquier actividad se consulte con un especialista, ya que, en estas situaciones, por muchos ejercicios de vocalización y calentamiento de voz, de quitar tensión del cuello, de relajación, de masajes, etc., que se puedan estar haciendo, si el ángulo está cerrado, no se está yendo a una de las causas principales de la alteración respiratoria.

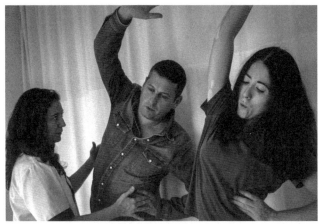

Ejercicio de respiración y flexibilización de la caja torácica.

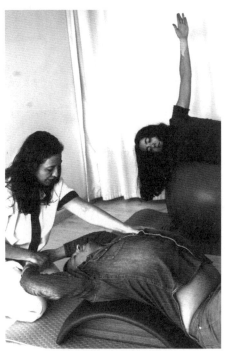

Ejercicio de respiración y flexibilización
de la caja torácica

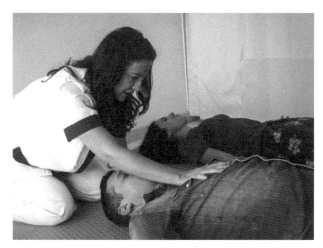

Ejercicio de respiración y flexibilización de la caja torácica.

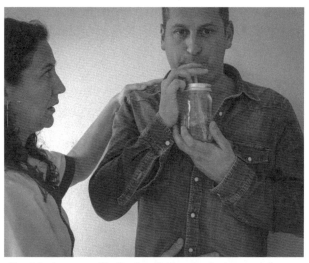

Ejercicio de proyección. Recita el texto a través de una caña en un vaso con agua mientras aflojas los hombros y contraes el abdomen.

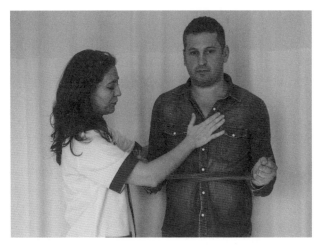

Ejercicio de dirección sobre la respiración superior.

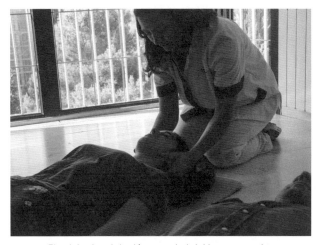

Ejercicio de relajación y control del tono muscular.

Conexión con la respiración

Hay muchísimas técnicas que priorizan la respiración como el nexo indiscutible de conexión entre uno mismo y el exterior, entre el estado emocional y la interacción con los estímulos externos. A nivel fisiológico ya está muy estudiada la gran relación que existe entre el ritmo de la ventilación y la frecuencia cardíaca y el tono muscular. El sistema nervioso central se tranquiliza; baja su frecuencia y su estado de alarma cuando el ritmo respiratorio es lento.

La respiración se utiliza para la realización de ejercicios físicos, para aumentar su potencial y su acción de estiramiento cuando se junta la espiración con la intención de bajar las costillas y aflojarlas. Una respiración de tipo «suspiro» nos ayuda a bajar el tono muscular de la musculatura tónica, la que nos mantiene erguidos, la responsable de nuestras deformaciones. Por este motivo, después de trabajar un personaje deformado que ha hecho encoger nuestro cuerpo, es importante dedicar unos minutos al estiramiento activo de la musculatura estática (tónica), y no invertir tiempo en estirar de forma pasiva el cuerpo, dejándolo en una posición y sintiendo cómo el peso de la gravedad estira los músculos, sin estar atentos a lo que se realiza ni a llevar una respiración adecuada, ni a acompañarlo de una contracción (lo que es básico para un estiramiento eficaz de la musculatura profunda).

Para todos los actores, cantantes y profesionales que usan su voz, es fundamental saber gestionar el ritmo y la intensidad de la respiración. Lo pondría como asignatura en todos los centros de interpretación, y como condición indispensable, su manejo adecuado antes de dar un paso más avanzado. La inmensa mayoría de los casos en los que aparecen problemas en la respiración (falta de aire al acabar una frase, dolor en la garganta, disfonías, etc.) son por una falta de integración del proceso ventilatorio. Al coger aire, el diafragma ha de descender, y ha de subir al expulsarlo. Comprueba ahora mismo si eres capaz de hacer esto con naturalidad. Siente tu vientre al inspirar. ¿Se mueve? ¿Se hincha al coger aire? Si no es así, debes empezar a hacer clases. Esto es indispensable para seguir con naturalidad el movimiento del resto del cuerpo.

Audio 4

Para escuchar antes de la práctica

https://www.cpae.net/audio/audio4.mp3

Ejercicio 8

Práctica individual

Lee en voz alta, de pie y con una mano colocada debajo del ombligo. En el momento en que hablas y sacas el aire, ¿la zona abdominal, cómo se mueve?

¿Se mueve hacia dentro la barriga (tu zona abdominal) cuando lo haces? ¿O hacia fuera?

Habla con más intensidad y volumen ahora. ¿Ha hecho lo mismo tu vientre?

Para realizar un esfuerzo de expulsión del aire, ya sea al hablar o cuando se necesita más fuerza, como al cantar, o incluso cuando hay una expulsión más explosiva todavía, como en el acto de toser o estornudar, siempre debe haber una misma dirección de contracción de la zona abdominal: hacia dentro.

Para empezar a sentirlo y a conocer en profundidad este trabajo vale la pena ejercitar la musculatura profunda de la zona abdominal: el músculo transverso. Los ejercicios indicados para este control de la tonificación son los abdominales hipopresivos. Ya os he indicado anteriormente cómo realizarlos, aunque si tenéis dudas, debéis dejaros aconsejar por un profesional para aprender a realizar estos ejercicios; una vez aprendidos, os van a ayudar toda la vida.

Una vez que llevamos un mínimo de dos semanas realizando los ejercicios de abdominales hipopresivos en días alternos, en ayunas, ya podemos empezar con las vocalizaciones.

Ejercicio 9

Práctica individual

Detectando zonas de acortamiento o de tensión en exceso.

Tumbaos en el suelo. Utilizad una esterilla y una toalla doblada o una almohada para sujetar con comodidad la cabeza, al mismo tiempo que hay que asegurarse de que no queda ni demasiado colgada hacia atrás ni en flexión, ya que estas posturas acortan la musculatura involucrada en la respiración.

Audio 5

Autoobservación de la acción de las cadenas musculares

https://www.cpae.net/audio/audio5.mp3

Obsérvate con detalle cuando...

Empezamos con respiraciones profundas. Normalmente, cuatro son suficientes para conectar con el cuerpo de forma básica y relajarnos. Colocamos una mano sobre nuestro vientre. Para estar relajados y que el cuello no se tense es muy importante situar una toalla doblada o un cojín pequeñito en el antebrazo y el codo, para que la mano llegue con comodidad a la barriga sin forzar la postura del brazo. Un dedo de la misma mano estará encima del ombligo, sin apretar, solo para comprobar que en la emisión del aire este va hacia dentro y hacia arriba durante toda la espiración. Seguidamente, con la boca abierta (preparaos para sacar el aire por la boca), seguimos con las respiraciones y, al expulsar el aire, dejamos que salga un poquito del mismo, aunque solo sea un segundo, y seguidamente, sin dejar de hacer el mismo impulso con la zona abdominal, colocaremos una vocal y la terminaremos de vocalizar antes de acabar con todo el aire emitido. Debemos estar atentos a qué ocurre con la musculatura y la tensión del cuello, a la vez de estar concentrados en emitir el sonido con el aire que nos llega de la zona abdominal. Pasaremos de producir sonidos graves a más agudos y con todas las vocales. Siente qué es lo que te tensa. ¿Te tensas? ¿En qué momento? ¿En la emisión de las agudas o en las graves? Una vez que lo hayas reconocido, hazlo más despacio y respira en profundidad antes de emitirlo de nuevo.

Después de realizar este trabajo durante quince días, diez minutos diarios, ya podremos emitir palabras de dos sílabas y seguir atentos al trabajo de activación abdominal. Y seguiremos con las vocales y con el trabajo de grave a agudo. Con atención, permítete explorar qué sonidos son los que te tensan y ponen demasiado tono en la zona del cuello. Vigila tu mano, tu ombligo: ¿sigue haciendo el recorrido de hundirse y ascender en dirección a tu esternón al poner el sonido?

Después de llevar a cabo este trabajo durante cuatro semanas, tumbado, debes hacerlo alzado. Colócate de forma relajada y delante de un espejo para ver la evolución del recorrido ascendente de tu ombligo al emitir aire. Haz lo mismo que has hecho durante las dos últimas semanas, pero, ahora, añade frases de cuatro o cinco palabras. Controla la emisión del aire: no debes llegar nunca a hablar con el aire residual, es decir, no debes nunca dejar de hablar porque ya no te quede aire que emitir; sencillamente, has de ser un estratega y anticiparte. Cuando creas que puedes quedarte sin suficiente aire para emitir tu frase, detente. Coge aire de nuevo. Las pausas y el ritmo de tu narración los eliges tú. En las dos semanas siguientes vas a estar atento durante el día a estas emisiones. ¿Hablas con el aire agotado? ¿Te expresas de forma relajada? ¿Con quién te tensas? Es una de las causas más frecuentes de lesión en las cuerdas vocales que producen nódulos. Cuidado. Vale mucho la pena invertir tiempo en este aprendizaje.

Cuando ya estés familiarizado con hablar de esta forma, invierte en subir el volumen, en proyectar la voz. Para eso debes hacer el sonido *ng* con el mismo tipo de emisión ventilatoria, a la vez que arrugas la nariz como si no te gustara un olor, algo parecido a la mueca de asco. Hazlo nada más levantarte, conjuntamente con el ejercicio de las «pedorretas» y el de mover la lengua con el sonido de *r* sorda.

Acostúmbrate a levantarte y a calentar el cuerpo y la voz con la respiración prolongada y profunda por este orden: respiraciones profundas, calentamiento de labios haciéndolos vibrar (tipo «pedorretas») y la lengua con la *r*. A cada respiración, un sonido. Y después, el sonido *ng* de grave a agudo.

Hazte un regalo: practica, hazte amigo de ti mismo, conoce tus sensaciones a través de tu cuerpo.

9

DETECTAR ZONAS DE TENSIÓN EXCESIVA

Las zonas de tensión centradas en el cuello son las más evidentes cuando después de hablar sentimos molestias, picor o dolor en esa zona, o incluso cuando nos quedamos sin voz. Aunque no solamente hay zonas de tensión en esa área del cuerpo. También las hay en los trapecios (las partes superiores de los hombros), la parte baja de la espalda (la zona lumbar), los glúteos (nalgas) o incluso las piernas, cuando sin darnos cuenta se tiran las rodillas hacia atrás bloqueando estas articulaciones. Cuidado, porque esta parte del cuerpo está íntimamente relacionada con la postura de la parte baja de la espalda y afecta a la respiración.

Observa ahora, con un ejercicio sencillo, cómo llega a afectar esta colocación a tu cuerpo y a la ventilación. Ponte de pie y observa el peso de tu cuerpo; no te juzgues, sencillamente, siente cómo está repartido y cómo están las rodillas: ¿las notas hacia detrás o hacia delante? ¿Están un poco dobladas o completamente estiradas? Ahora siente cómo respiras y cómo está tu zona baja de la espalda, las lumbares. Seguidamente, provoca una flexión muy ligera de las rodillas, tan leve como puedas, solo para notar que el peso ha cambiado de zona de recepción, que la zona lumbar está más distendida y que al observar la respiración es más fácil de llevar el aire. ¿Qué ocurre cuando las estiras con fuerza y provocas una extensión forzada de las dos articulaciones? ¿Qué ha pasado ahora en la zona lumbar? ¿Y en la respiración? ¿Llegas a notar la tensión que se ha generado en las zonas superiores del tronco?

Está claro que si cambiamos de posición una articulación del cuerpo se generan otras tensiones en otras zonas. Funcionamos como un acordeón: si tiramos de un lado sigue el resto; si bloqueamos una zona, e impedimos su movilidad, afecta también al resto del cuerpo. Aunque ¿qué ocurre cuando hablamos de tensión muscular sin mover ninguna articulación? ¿Somos capaces de notar ese aumento de tono y la zona en la que se genera y hasta dónde abarca? Esto ya es un trabajo que requiere más tiempo. Recomiendo a los artistas que realicen de forma quincenal o mensual, durante un tiempo de entre seis y ocho meses, clases de alguna técnica de conciencia corporal y que indaguen en las sensaciones corporales que se generan de su trabajo. En periodos de seis u ocho meses, con un descanso de dos meses, sentir los diferentes aprendizajes que pueden aportar las diferentes técnicas corporales enriquece nuestro sistema nervioso sensorial, perceptivo y motor de tal forma que, al crear nuevas conexiones neuronales, se integran en el día a día, en el movimiento cotidiano de nuestras acciones más habituales, enriqueciendo nuestro conocimiento profundo sobre nosotros mismos.

Esto resulta indispensable para seguir aprendiendo. El hecho de no crear patrones de movimiento repetitivos y, más aún, de poder aprender de nosotros mismos, de las posibilidades que nos brinda nuestro cuerpo por el simple hecho de escucharlo y sentir su posibilidad de movimiento como algo nuevo cada vez, algo inexplorado y fascinante, es como contemplar el Universo. No se conoce su fin.

Tal y como nos habla de la fisicidad Anne Dennis, no es una cuestión de forma, sino más bien de cómo lo interno se refleja a través del cuerpo. Esta observación profunda de nosotros mismos nos ayuda a observar la de otros: ¿dónde colocan la tensión? ¿Cómo es la respiración del compañero?

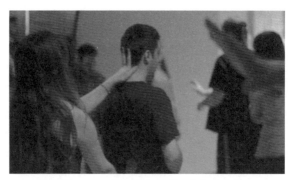

Ejercicio grupal de detección de la tensión.

Abandona la tensión

Algo tan fácil y simple como dar una orden concreta sirve para estar en el aquí y el ahora, en la presencia que requieres para estar al máximo de tus aptitudes.

Quitar para después poner. Con el orden y prioridad que yo quiera. Construir el cuerpo, el movimiento y el ritmo del personaje pasa por conocer las posibilidades de mi material, es decir, de mi propio cuerpo. De hasta qué punto puedo poner o quitar tensión, reconocerla y saber dominarla. Encontrar un estado de neutralidad para construir encima.

Para poder conectar rápidamente con nuestro estado más interno hay un camino corto y rápido: sentir la lengua.

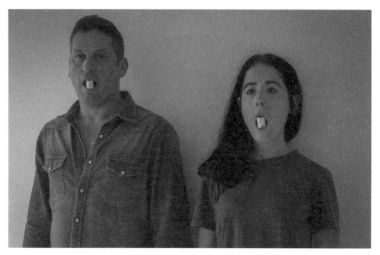

Sujeta un tapón con los dientes mientras recitas tu texto.

Hazlo ahora. Concéntrate, a la vez que lees estas líneas, en sentir la sensación de la lengua. ¿Cómo es su tamaño? ¿Dónde están sus bordes? ¿Notas la punta de la lengua en contacto con los dientes o el paladar?

Aunque ya lo comenté, es tan importante que merece la pena repasarlo.

Nota importante: recuerda que la punta de la lengua debe estar en estado de reposo en la misma posición que cuando dices la palabra *no*.

Si notas que la posición en reposo de tu lengua dentro de la boca y con los labios relajados es distinta a cuando dices *no* es que algo ha cambiado, y esto es motivo de revisión con un odontólogo especialista en disfunciones de la articulación temporomandibular o con un logopeda. Te reeducará la postura interna de la lengua, responsable de una correcta deglución y, en consecuencia, de una respiración funcional que afecta a la postura y a la colocación de la cabeza en relación con las vértebras cervicales. La posición que ocupa la lengua de la boca es de máxima importancia y afecta directamente a la calidad de la respiración, deglución y colocación de las vértebras, y al resto del cuerpo humano.

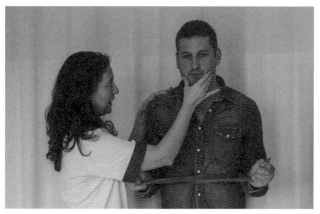

Ejercicio sobre el control respiratorio y el tono de la mandíbula.

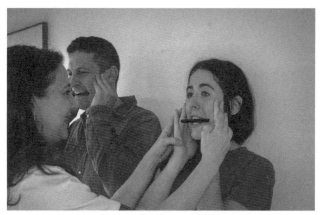

Ejercicio de control del tono de la articulación
témporo-mandibular.

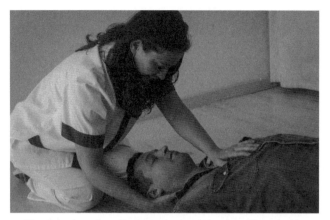

Ejercicio de estiramiento muscular y de atención sobre la respiración.

Existen otras zonas de tensión muscular: son las tendinosas. Si sientes una especie de cuerda o línea gruesa cerca del hombro o en las ingles, y al tocarte notas mucha dureza, eso es el tendón. Hay una técnica muy efectiva para aliviar ese dolor, para disminuir la dureza del mismo tejido. Se llama Cyriax, y trata de hacer una fricción justo encima del tendón de manera transversal al mismo y durante cuatro minutos. El recorrido debe ser muy corto, es justo pasar por encima, y es un poco molesto; aunque al cabo de los cuatro minutos de hacer este masaje, la tensión del tendón disminuye muchísimo. Si lo acompañas de crioterapia (aplicación directa de hielo sobre el tendón), en pocas sesiones puede desaparecer el dolor. Lo que quiero transmitiros aquí es que la tensión no aparece de la nada. Debéis averiguar cómo y en qué situación ha aparecido.

El masaje es una de las técnicas más efectivas para la relajación, aunque si no vas a la causa directa del motivo de la tensión, no se irá. Otro tema muy distinto es si hacéis mucho deporte o mucho teatro físico; entonces sí que hay que descargar los músculos, acompañados de estiramientos específicos de la zona que más ha trabajado y, además, cuidarse con agua tibia o caliente y acabar con hielo o agua muy fría. Los baños de agua fría y la inmersión están especialmente indicados para la rápida recuperación después de un gran esfuerzo y rendimiento.

No es lo mismo la inmersión que los baños o duchas de agua fría. Si tenéis la posibilidad de ir a un *spa* donde hay bañeras de agua fría, es muy recomendable.

Date tiempo, paciencia, amor para buscar en tu interior. Las experiencias que te han llevado con anterioridad a sentir en profundidad el cuerpo debes recordarlas para llevar todo ello al estado de conciencia más a menudo. Crea un vínculo más rápido de recuerdos y, si no los tienes, fórjalos para tenerlos bien presentes. ¿Qué recuerdo o cantidad de recuerdos tienes de un estado de relajación profunda? Si no lo tienes claro, date un masaje o un baño relajante para recordarlo y, antes de salir de ese estado, crea un vínculo para tenerlo muy presente; de esa manera podrás usarlo cuando lo requieras. Sobre todo, cuando es la hora de acostarse y dormir, abandona la tensión y disfruta de un sueño reparador para que tu cuerpo se relaje en profundidad.

Valora tu cuerpo y dale las gracias por llevarte donde has querido, por darte las sensaciones y emociones que sientes.

10

CÓMO INTEGRAR LA PARTE NEURONAL EN LOS ENTRENAMIENTOS FÍSICOS

Este capítulo está dedicado especialmente a que puedas sacar tu máximo potencial y, por este motivo, te voy a presentar ejercicios que enlazan habilidades motoras y sensitivas con agudeza propioceptiva y neuronal. Es decir, que el objetivo es que integres dentro de tu entrenamiento ejercicios para llevarte a un potencial extremo, para que en escena rindas más y mejor.

Activar según qué partes del cerebro te va a permitir ganar en escucha, visión periférica, sensaciones internas y velocidad de reacción. Así que voy a ponerte ejemplos sencillos de ejercicios que puedes desarrollar en tu día a día, y que se pueden realizar en muy poco tiempo; de esta forma podrás practicarlos en cualquier lugar.

Ejercicio 10

Para hacer este ejercicio, necesitas diferentes superficies por donde pisar. Por ejemplo, una toalla grande, papel de periódico o folios, una alfombra, alguna espuma o una esterilla de hacer estiramientos. Debes ponerlo en el suelo del lugar de trabajo donde normalmente estudies y desde ahí, descalzo y pisando las diferentes superficies, recitar el texto. Deja que se integre toda esta información de manera inconsciente en tu organismo y disfruta de la sensación. Al terminar, haz solo un único pase retirando el material extendido que habías puesto en el suelo.

Ejercicio 11

Siguiendo con los ejercicios de integración corporal-espacial y del equilibrio, el siguiente paso es recitar el texto mientras mueves la cabeza hacia un lado y hacia el otro, al tiempo que caminas hacia delante y hacia atrás.

Para este ejercicio necesitas un folio con una letra grande dibujada en medio. Pégalo en la pared de tal forma que lo puedas ver mientras vas recitando el texto andando hacia delante y hacia atrás, moviendo la cabeza a la derecha y a la izquierda sin dejar de mirar la letra a la vez que recitas. Haz cambios en la velocidad de tus pisadas, tanto hacia delante como hacia atrás. Puedes llegar a ver la letra borrosa, aunque no debes dejar de verla mientras andas y a la vez recitas. Al tiempo de hacerlo, puedes añadir en el suelo las diferentes superficies del ejercicio anterior; así lo complicamos más.

Nota importante: estos ejercicios no deben provocar ningún tipo de mareo; si lo hacen, es que tu sistema vestibular no está funcionando de manera correcta. Consulta a un profesional si tienes dudas.

Se trata de ejemplos que puedes practicar en casa y, una vez que ya tengas con tu equipo avanzados los ensayos y la escenografía, sería muy conveniente llevarlos a cabo en el espacio donde se va a representar la obra.

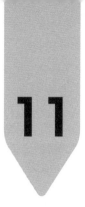

11

LA PREPARACIÓN PARA LA PUESTA EN ESCENA DE LOS INSTRUMENTISTAS

Situación actual, lesiones frecuentes y soluciones prácticas para un óptimo rendimiento

El instrumentista, además de conocer su cuerpo, debe conocer el instrumento, y mucho me temo que los métodos de estudio musicales empiezan a conocer antes el instrumento y algunas veces, y por causa mayor, se empieza a conocer e interesarse por el cuerpo de uno mismo. Poniendo como ejemplo el símil en las relaciones personales, en el dar y ofrecer amor, no creo que se pueda ofrecer lo mejor de uno mismo a nadie si antes no se conoce en profundidad ese «uno mismo»; por lo tanto, empiezo, pues, a hablar de lo que para mí es una crisis profunda en el mundo de la educación.

En los conservatorios y en las escuelas de música debería estar integrada la asignatura del desarrollo del cuerpo en escena. En ella se podría explicar la anatomía básica del cuerpo humano y contestar a preguntas que evitarían lesiones.

Sería una asignatura que englobaría tanto el conocimiento del cuerpo como ejercicios y recursos para mejorar el rendimiento con el instrumento, a la vez que se sabe manejar cuando se está en escena.

Conocer el cuerpo humano, la casa donde vivimos en este planeta, es lo justo y necesario. Y más aún si nuestro rendimiento y nuestra felicidad y salud dependen de ello.

Las dudas que aparecen cuando hay una lesión se deben contestar antes de que esta aparezca. Cuántos pacientes vienen a mi consulta sin saber que en los dedos no hay músculos, que los ejercicios que realizan para tonificar la mano pueden ir en su contra, que aprietan hacia fuera la barriga para soplar buscando un apoyo inferior causante de hernias inguinales y una complicada afinación y corto fiato.

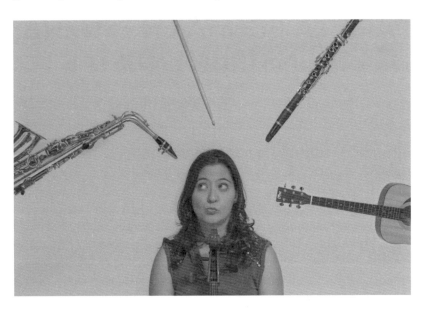

Y los vibratos que empeoran por querer hacerlo cada día un poco mejor… por no respetar los principios básicos del entrenamiento muscular y neurológico. Y por el desconocimiento y el tabú de hablar claramente de que solo unos pocos nacen con una genética admirable, y son estos pocos los que se salvan de lesiones, sobrecargas y dolores.

Recuerdo a un profesor de conservatorio que vino a mi consulta con la preocupación por su vibrato. Tocaba la viola y me explicó que tenía un vibrato excelente y que, aun así, quería mejorarlo. Se apuntó a una formación y en esa misma formación lo perdió. Ya no podía tocar con la misma precisión, perdió el sonido. Y es que la saturación nos causa malas pasadas. Tuvimos que realizar un trabajo físico y neuronal, de recorridos propioceptivos y neurológicos, además de un trabajo emocional que lo acompañara para llegar a un punto muy próximo al del vibrato que había perdido. No conseguimos llegar al momento cumbre de su ejecución, aunque nos quedamos muy cerca. Esto lo hicimos en una única sesión. Y no tendríamos que haberlo hecho jamás si no se hubiera saturado el sistema nervioso central de información. Claro que podríamos pensar: «¿Y cómo sé que lo estoy sobresaturando?». Sí, ya lo sabemos: no podemos estar haciendo siempre lo mismo para mejorar precisamente *eso* mismo. Hay que *hacer* distinto, hay que *sentir* distinto, hay que buscar otros caminos para conseguir algo distinto, no el mismo.

Debemos conocer nuestras limitaciones, no solo cuando ya es demasiado tarde; hay que conocerlas antes. En nuestro estudio del instrumento, debemos aprender también el instrumento indispensable para seguir: el nuestro.

Y si nos equivocamos, debemos aprender del error, ya que la única manera de aprender es equivocándonos. Ahora bien, no hace falta equivocarnos en todo para aprender algo tan estudiado como es que para conseguir mejorar mi ejecución física con el instrumento y tocar mejor, el camino no es tocar. Va de algo más.

Sobre las lesiones de los músicos

En el ámbito internacional, se han llevado a cabo numerosas estadísticas sobre las lesiones que sufren los músicos y la localización del dolor.

Hay diferentes estadísticas que marcan valores de prevalencia que van del 77,2 % (Kenny y Ackermann, 2015; en línea, 2013) al 84 % (Ackermann et al., 2014) de alteraciones musculoesqueléticas derivadas de la práctica instrumental. Las zonas más afectadas son el hombro, el cuello y la zona lumbar. Teniendo en cuenta un estudio realizado con 377 músicos profesionales de orquesta por el Sound Practice Project de la Universidad de Sídney, Australia, se identifican como los motivos principales relacionados con las alteraciones de estas zonas el exceso de tensión muscular, la fatiga muscular, el descanso insuficiente, las sesiones de práctica prolongadas, la postura inadecuada en el momento de tocar el instrumento y la poca flexibilidad, entre otros.

Sabemos, a través de diferentes estudios que comparan la práctica instrumental de los músicos estando de pie y en diferentes posiciones de sentado (Spahn *et al.*, 2014), que **la sedestación induce a un menor trabajo de reclutamiento de fibras musculares a nivel abdominal bajo, un acortamiento de los psoas (músculos flexores de la cadera), una menor expansión torácica** y modificaciones en la distribución del peso y la movilidad del miembro superior.

Se pueden ver los artículos que hacen referencia a todos estos aspectos en el apartado «Bibliografía» del final del libro.

De manera más concreta, hablaremos directamente de las lesiones y de lo que esto significa. En este apartado voy a realizar un resumen de las más destacadas y que, además, muestran un reflejo de lo que sucede a escala internacional, ya que los músicos están sometidos a diferentes presiones y las formas de entrenamiento y las largas sesiones pasan factura a casi todos por igual.

Una de las universidades que más investiga las lesiones de los músicos es la Universidad de Sídney, en Australia. Esta institución ha publicado varios estudios realizados a músicos profesionales que muestran la gran afectación de dolores y la incidencia de estos en los músicos de orquesta, como en el estudio que os muestro a continuación, del año 2016.

En este estudio, que os avanzábamos anteriormente, fueron analizados 377 músicos de orquestas profesionales de Australia.

De ellos, el 84 % ya presentaban la historia de PRMD (*performance-related musculoskeletal disorders*, 'trastornos musculoesqueléticos relacionados con el rendimiento'). El 49 % ya habían tenido dolor de más de una semana de duración. La mitad de estos estuvieron con dolor de más de tres meses de evolución. **Menos del 50 % de los casos no pudieron recuperarse completamente de PRMD previos,** y las tasas de peor recuperación fueron en extremidades superiores. En general, las zonas de mayor alteración fueron columna y hombro.

Os muestro, en la tabla siguiente, la localización del dolor en función de las familias instrumentales, resultado del estudio anteriormente citado.

	Metal n=58	Viento-Madera n=67	Cuerdas bajas n=68	Cuerdas altas n=169	Percusión n=12
Hombro/Parte superior del brazo	10,3	10,4	11,8	10,1	16,77
Codo/Antebrazo	3,5	11,9	4,4	6,5	
Muñeca/Mano	1,7	1,5	2,9	4,1	
Dedos		3,0			
Pulgar		4,5	4,4		8,3

Tabla de la localización del dolor en función de las familias instrumentales.

En la localización del dolor cabe destacar como zona más dolorosa el **brazo** y el **hombro**, seguidos por la **columna vertebral**.

Para destacar la gran importancia de mantener una postura adecuada en la ejecución del movimiento sabemos, por muestras electromiográficas, que al utilizar diferentes posturas cambiando el agarre de la mano el control escapular es distinto.

Como conclusión de este apartado, en primer lugar, podemos afirmar que existen cambios tanto en la organización como en los mecanismos de movimiento en cuanto a la fuerza y la estabilidad del hombro, así como en relación con la estabilidad de todo el sistema. Es decir, que la colocación de la mano afecta al hombro y viceversa.

Asimismo, a partir de estos estudios cabe destacar **la gran importancia de invertir un tiempo de nuestro estudio en la gestión de la movilidad, en sí, de la extremidad superior y, en general, de todo el cuerpo.**

De ahí la importancia de tratar de sentir el movimiento, conocer bien bien dónde se genera, los cambios que se han obtenido a nivel muscular y las sensaciones corporales al iniciar el gesto desde un lugar o desde otro.

Como toda disciplina de estudio en la que el cuerpo tiene un protagonismo estrella, es necesario contar con la colaboración de otros profesionales en la ejecución del gesto motor más adecuado según la morfología del individuo.

Este estudio que os acabo de mostrar, como otros similares, **muestra la importancia de saber gestionar este gesto artístico para una correcta ejecución motora artística.**

Según mi modo de entender, la educación musical idónea para el joven intérprete no debe recaer toda esta gestión de la información y de enseñanzas del cuerpo humano en el profesor de música, ya que su trabajo es el de enseñar propiamente música; por tener implícitas otras disciplinas corporales, resulta indispensable contar con otros profesionales para su correcta y adecuada ejecución. El profesor, al estar en contacto directo con el alumno, debe saber en qué momento las tensiones, los dolores o la incorrecta gestión de la postura del músico merecen ser atendidas de una manera específica por otro profesional.

Por lo tanto, a fin de prevenir lesiones, los alumnos deben ser atendidos de manera interdisciplinar. Un profesional del cuerpo debe adaptar el entrenamiento y el calentamiento; se ha de contar con la conciencia corporal adecuada para la correcta ejecución y, cuando haya momentos de tensión o alarma, el profesor debe poder detectarlos para derivar al profesional correspondiente.

Lesiones musculoesqueléticas, neurológicas y de distonía focal más frecuentes en los músicos según el instrumento y la causa. Soluciones y tratamiento

Aunque las lesiones musculares pueden llegar a ser muy incapacitantes, las lesiones en los nervios, llamadas lesiones neurológicas, son las que pueden provocar consecuencias más serias. Esto ocurre por la siguiente razón: demasiado a menudo se dejan pasar y no se les da la importancia que se merecen. Y sí, esto también sucede con las musculares, aunque la diferencia básica es que, si las de tipo nervioso se dejan pasar, no se tratan y se da por sentado que con reposo se curarán o cesará su sintomatología, pueden llegar a ocasionar alteraciones irrecuperables a la larga y son el tipo de lesiones que pueden hacer abandonar la carrera a un músico. Esto no tiene por qué ser así si sentamos bien las bases del entendimiento de nuestro propio cuerpo y, además, como hemos mencionado antes, si estos conceptos se tienen aprendidos de antemano. En las edades iniciales de desarrollo motor es cuando más falta hacer conocer la psicomotricidad para poder gestionar correctamente el movimiento, el peso y los brazos de palanca que crean las articulaciones.

Entonces, ¿dónde está la verdadera causa del origen de las lesiones en los músicos?

Para empezar, está el exceso de tono muscular al realizar los movimientos en bloque, sin disociación. En segundo lugar, están los movimientos repetitivos, y, en tercer lugar, las posturas forzadas.

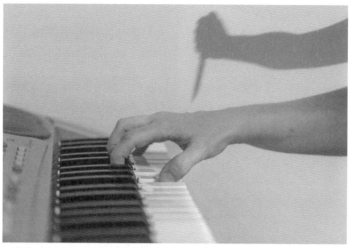

¿Dónde se esconde el verdadero enemigo que puede tensarnos y lesionarnos?

Por lo tanto, si el exceso de tono muscular es el causante de las lesiones en los instrumentistas esto significa que, aunque se pasen años aprendiendo la técnica, no basta con practicar con el instrumento. Hay que hacerlo fuera del ámbito del instrumento para generar nuevos circuitos neuronales y para desarrollar la propiocepción; para aprender a moverse, a gestionar ese tono. No solo vale y cuenta practicar correctamente cuando se está tocando; es absurdo. Si sé hacer algo correctamente, ¿solo lo voy a llevar a cabo cuando vaya acompañado de un determinado gesto concreto?

Si lo que me lesiona es la mala gestión del tono muscular, debo aprender a gestionarlo en todas las áreas de mi vida, ya que va a resultar un trabajo mucho más complicado saber hacer algo correctamente para solo aplicarlo cuando haga falta. La sobrecarga es como la gota en el vaso de agua: va cayendo y llega un momento en que el vaso se derrama. ¿Es entonces cuando corremos todos? ¿Y si en vez de eso estamos pendientes del momento en que se va llenando el vaso, de cómo se llena, y cerramos el grifo? Querer desarrollar una habilidad como la gestión del tono muscular solamente cuando se toca es irracional siguiendo esta lógica. El músculo se va a cargar tanto al levantar un plato como al levantar el instrumento. Saber cómo puedo contraer las fibras musculares, qué cantidad de fibras musculares necesito contraer para levantar el brazo: eso sí es eficiencia. Hacer de más es sobrecargar. Entonces, ¿me interesa poder aplicarlo en el día a día para no llegar a tocar con un exceso de carga? Obvio. ¡Pues vamos a ponerlo en práctica!

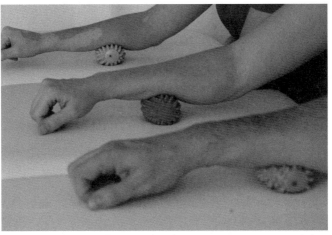

Ejercicio de liberación de la tensión haciendo rodar una pelota rugosa debajo de tu antebrazo.

Cuando se está estudiando con el instrumento se quiere mejorar la digitación, la flexibilidad, la velocidad, la fuerza, el impulso, la entonación, la transferencia de peso, etc. En función de unos músicos u otros, se desarrollará más un área u otra. Las capacidades que se han dictado hasta la fecha son musculares, es decir, pertenecen a habilidades de nuestro sistema musculoesquelético junto con nuestro sistema nervioso.

Por lo tanto, si queremos mejorar las condiciones de psicomotricidad, flexibilidad, fuerza, velocidad y sincronía, tenemos que adquirirlas fuera del instrumento, entendiendo el cuerpo por separado para poder aplicarlo después a cualquier circunstancia.

No solo nos lesionamos al tocar en determinadas situaciones, con exceso de tono muscular; lo hacemos, también, al llevar a cabo cualquier actividad sin sentir cómo se hace. Si tenemos el antebrazo sobrecargado y seguimos realizando los movimientos de la misma forma, sacando la fuerza del mismo sitio, llegando al instrumento y moviendo las articulaciones desde una misma concepción de fuerza, el trabajo muscular seguirá siendo el mismo. Debemos cambiar la situación y la sensación desde la raíz.

Por lo tanto, ya basta de querer mejorar el resultado final yendo por el mismo camino. Basta de hacer tanto trabajo con el instrumento. Hay que conocer más el cuerpo en sí para llegar a un resultado distinto.

Cuando explico esto a mis alumnos del curso de fisioterapia para las artes escénicas establezco el siguiente símil. El músico quiere llegar a tener un resultado distinto probando distintas maneras de sujetar, apretar, articular y mover el brazo, el tronco y la mano con el instrumento. Se pasa años repitiendo para conseguir una sonoridad deseada, sonoridad que depende de todas las características que he mencionado anteriormente, con la integración de estas a nivel cerebral. Si siempre usamos un mismo camino, vamos a tener el mismo resultado. Hay que invertir en sumar más variables a la ecuación para poder tener un abanico de posibilidades. En cuanto se experimenta con la propiocepción, el trabajo de sentir las distintas partes del cuerpo, la disociación entre la escápula, el húmero, el codo, la muñeca y los dedos, se abre una ventana de posibilidades. Estas sensaciones que se han tenido fuera del instrumento ya pueden aplicarse a este, y de ahí sí que se puede obtener no solo un resultado más amplio y un abanico en el juego de resultado final, sino que también se conocerá más el recorrido del movimiento y se podrá detectar a tiempo el gran enemigo de la lesión: el exceso de tono muscular.

«Estoy cansado de oír música»

La primera vez que escuché esta frase me sorprendió muchísimo por la sinceridad que contenía. Poco a poco la he ido asociando al colectivo del profesorado y a la sobresaturación que padecen. El colectivo está cansado de escuchar a los alumnos y, además, de llevar a cabo sus intervenciones y dedicar las horas de estudio que esto implica. Todo ello se junta para sobresaturar al sistema auditivo y nervioso.

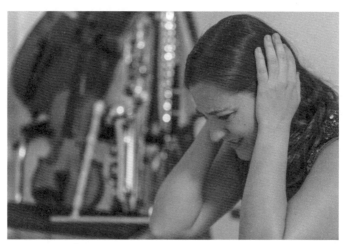

La solución pasa por escucharse, no por taparse los oídos.

¿Qué se puede hacer al respecto? Hacer más trabajo mental. Es una señal más de que estamos trabajando en exceso con el instrumento. Se plantea aquí, en este apartado, la importancia de utilizar los distintos tipos de memoria para estudiar una partitura y no solo la cinestésica, la del movimiento y la auditiva. Para prevenir la distonía focal es clave que hagamos cosas distintas, procedimientos variados de estudio; que sorprendamos a nuestras neuronas y las hagamos pensar de otra forma: persiguiendo un tacto distinto con el instrumento, agarrando otro instrumento; aficionándonos a tocar de forma lúdica durante un rato, y llevando a cabo múltiples actividades relacionas con la música que no sean el simple hecho de tocar y, si no sale, repetir. Repetir sin cuestionarnos por qué no ha salido no vale para nada.

Si pusiéramos en una balanza la cantidad de veces que hemos repetido un gesto hasta que ha salido lo que teníamos en la mente, comparándolo con la cantidad de veces que ha salido y lo hemos disfrutado, ¿quién gana? Mucho me temo que sigue ganando el movimiento repetitivo con final tristón. Ese que no solo nos deja un sabor amargo de frustración, sino que, además, nos castiga con una pésima sonoridad comparada con lo que tenemos en la cabeza.

¿Y si, en vez de eso, utilizamos nuestra mente? Propongo, pues, hacerlo mentalmente; repasarlo de arriba abajo, de abajo arriba; centrarse en los pasajes que no salen, cantarlos, visualizarlos, tararearlos; estando quietos, imaginar que los dedos se mueven y que, además, suena perfecto. Y entonces, cuando ya se ha repetido muchas veces y lo tenemos más integrado, entonces, podemos realizarlo con el instrumento.

Otro paso es el de preguntarse qué es lo que no sale. Es decir, que cuando estamos obsesionados con eso que no sale y nos centramos en repetir para que salga, debemos detenernos un momento y ponerle nombre a lo que nos sucede. Preguntarnos de forma curiosa: «¿Qué es lo que no sale?».

Debemos contestar a la anterior pregunta de forma concreta: ¿la precisión? ¿La falta de velocidad? ¿El impacto, la fuerza? ¿La caída? ¿La entonación? Si le damos una respuesta a estas preguntas, puede verse que todo responde a una cuestión neurofísica. Me refiero a que todo son habilidades que le podemos pedir a nuestro sistema nervioso en conjunción con las habilidades del músculo. Por lo tanto, ¿no sería más conveniente que el músculo en sí y nuestro sistema integraran esto a nivel neurológico para que, después, se pudiera aplicar con el instrumento?

- Por ejemplo, si nos falta precisión, esta se gana con psicomotricidad.
- Si nos falta velocidad, tenemos que mejorar la agilidad.
- Si buscamos más caída, en realidad lo que buscamos es disociación articular y muscular, más conciencia corporal.
- Si queremos más fuerza en los dedos… ¡hay que ganarla fuera del instrumento!

Cuántas veces me han comentado en consulta que para ganar fuerza en las falanges distales se golpean los dedos con las teclas del piano, a fin de bajar la tecla con la falange de la cual se quiere mejorar su condición. O mejorar a base de repetir, de sujetar, de apretar con la mano, etc. Nada de esto es el buen camino. Si nos falta fuerza, hay que quererla para todo, no solo para tocar.

Ha habido muchos músicos en la historia que se han lesionado; hay muchos foros en internet que explican ejercicios para músicos, que proponen libros, vídeos, etc. Os recomiendo que siempre acudáis a una fuente de conocimiento que os permita debatir.

En este caso, algo que es irrefutable es conocer la anatomía del cuerpo, y entender y sentir dónde se genera el movimiento.

Creo que el principal lastre que están llevando algunas técnicas de instrumento, incluso con las clases magistrales que se realizan, es que siguen un método que a alguien le ha ido bien, y esta persona tiene muchos seguidores por haber conseguido tocar bien.

Pero cuidado: la anatomía es para todos igual; no la ergonomía ni la antropometría.

Esto significa, pues, que el movimiento que le ha ido perfecto a una persona en el teclado a otra puede no irle bien, por el hecho de que le causa tensión, y sabemos que esta es la principal enemiga.

Lo primero que hay que hacer es escuchar al cuerpo y saber por qué hacemos las cosas; si a esto le sumamos la parte irrefutable de la anatomía, ya no podemos permitir que alguien nos diga que el uso de mancuernas es bueno para conseguir fuerza en los dedos, ya que sabremos que los dedos no tienen músculos que fortalecer.

Cuando queráis mejorar vuestras habilidades, por favor, consultad a un profesional. Os dará la clave para no lesionaros, que es la misma fórmula que os llevará a la optimización de vuestra profesión.

¿Cómo incentivarse para activar y mantener el cuerpo para conseguir una postura sana?

Pues leyendo y aplicando lo que se os propone en los apartados de la respiración y sobre el hecho de detectar las zonas de tensión excesiva.

Una manera de motivarse para encontrar el tiempo para realizar unos ejercicios y escuchar el cuerpo es desear e imaginarse que ya lo tenemos. Visualizar que ya hemos conseguido nuestro objetivo, que es tocar mejor.

Por lo tanto, debe haber un trabajo detrás de un resultado, y este trabajo se llama *constancia*. En la consulta que dirijo observo que los músicos dedican muchísimas horas a la práctica con el instrumento, olvidando la práctica con el cuerpo. Una parte de mi trabajo es evaluar el cuerpo del músico mientras toca, y por eso pido que me traigan dos grabaciones a la consulta, una de un estudio en su casa y otra de una audición con público.

Al observar las grabaciones juntos y en silencio es el propio músico que dice: «¡Hala! ¡Pues estoy haciendo esto y no me daba cuenta!». Así que lo que yo aconsejo es que os grabéis y os miréis de vez en cuando con el audio apagado y sencillamente observéis la naturalidad de vuestra dinámica corporal.

Por otra parte, se debe enfatizar la importancia de que quien hace la música es el músico con **todo su cuerpo**, no solamente con sus dedos o brazos. Y la relación entre brazos, tronco y piernas se hace más patente a medida que se va tomando conciencia de todos estos aspectos.

El trabajo de conciencia corporal, indispensable para evitar lesiones y dominar el tono muscular

¿Cómo podemos ser más conscientes de nuestro cuerpo? De la misma manera que, a medida que vamos practicando con el instrumento, tenemos más fluidez, nos pasará lo mismo con el cuerpo. Hay que prestarle atención y no muchas horas; mejor invertir en ello tiempo de calidad.

12

EL TRABAJO CORPORAL. EL MÉTODO FELDENKRAIS.

(POR ELVIRA ARBÓS)

He pedido a mi compañera de trabajo y colaboradora de CPAE, Elvira Arbós, fisioterapeuta y profesora certificada en el Método Feldenkrais (formación acreditada por la European Training Acreditation Board euroTAB), que escriba este capítulo y elabore unos audios.

Elvira Arbós nos habla de la importancia de la conciencia corporal y de integrar el conocimiento del cuerpo en cada puesta en escena. De comprender cómo funciona nuestro cerebro, nuestras emociones y nuestro cuerpo para alcanzar una integridad en el ser, y para que podamos transmitirla en los escenarios. Este es nuestro objetivo. Por ese motivo, hablamos a continuación del **método Feldenkrais**. Este capítulo cuenta con una recopilación de fragmentos de artículos de autores procedentes de distintos ámbitos y disciplinas. A través de la experiencia y formación de la propia Elvira, el capítulo pretende sintetizar y transmitir por qué el método Feldenkrais puede ayudarnos en el resultado de nuestras acciones.

El método Feldenkrais recibe su nombre de Moshé Feldenkrais, su creador, pero también se conoce como Autoconciencia a Través del Movimiento (ATM) en los países de habla hispana y como Toma de Conciencia a Través del Movimiento en España.

A partir de estas denominaciones, el lector puede imaginar o pensar que es un enfoque que tiene como principal objetivo la mejora de la conciencia corporal. Y, como se ha ido viendo en capítulos anteriores, la conciencia, saber o conocer lo que uno está haciendo y cómo lo está haciendo, es necesaria y ayuda en la mejora de la calidad del movimiento, y disminuye, además, el riesgo de lesiones.

Pero, en primer lugar, abordemos algunos conceptos para aclararlos.

Primero definamos qué es la **consciencia**. Según recoge María Moliner en su *Diccionario de uso del español*, consciencia (o conciencia), del latín *conscientia*, es el conocimiento que el espíritu humano tiene de sí mismo. Es la facultad que hace posible ese conocimiento.

Si vamos a buscar una definición desde la neurociencia, esta definición es extraordinariamente simple y puede caracterizarse diversamente como el hecho de darse cuenta de algo, como una función del cerebro (porque actualmente se admite que la conciencia pertenece a la materia), como momento subjetivo de la actividad cerebral o como relación del yo con el medio ambiente.

Actualmente existe el acuerdo general de que la consciencia es la propiedad de saber quién es uno mismo y cuál es su lugar en el medio que le rodea.

Tiene también un significado referido al aspecto moral del bien y del mal, la conciencia como censora de los propios actos, pero este no es el aspecto de la palabra que nos interesa abordar en este capítulo.

La conciencia tiene su propia patología; por ello, tenemos el estado de plena conciencia, que sería la fisiológica, y que, pasando por los estadios intermedios de somnolencia y estupor, puede llegar al coma.

Si tenemos un sujeto sano, que se encuentra en un estado fisiológico de vigilia, por propia definición se supone que el sujeto ya tiene la capacidad de reconocerse a sí mismo y de reconocer su entorno. Por lo tanto, ¿qué es lo que proponemos trabajar o desarrollar?

La propuesta es trabajar a un nivel más alto de conciencia. Igual que en el gimnasio desarrollamos unos músculos que ya tenemos y que ya se mueven y funcionan, podemos plantearnos que, partiendo de un mero estado de conciencia en el que nuestra atención salta de un sitio a otro, estamos absorbiendo muchas cosas que no registramos de manera consciente. Pero si llevamos a cabo un proceso de concentración plena, que implica un análisis claro de lo que está sucediendo en ese momento en particular, podemos pasar a lo que denominamos *toma de conciencia*. Según María Moliner, tomar conciencia de algo consiste en percatarse intencionadamente de ello.

La conciencia en su estado normal o fisiológico es un proceso más mecánico, percatarse simplemente de algo, mientras que la toma de conciencia es más libre y elevada, es decir, implica un nivel más alto de observación y concentración.

¿Para qué quiere o necesita alguien reconocerse a sí mismo?

Hay una cita de Feldenkrais que dice: «Si sabes lo que estás haciendo, puedes hacer lo que quieras».

Estamos hablando de conocimiento, de saber. Y este autoconocimiento que parece tan obvio, y que todos creemos que poseemos de nosotros mismos, quizá no lo sea. De entrada, uno de los libros más conocidos de Feldenkrais es *La dificultad de ver lo obvio*, porque frecuentemente creemos que vemos, conocemos y sentimos, pero no es así.

Expliquemos esto mejor con un ejemplo sencillo.

Tenemos un grupo de bailarinas que realizan un número de danza del vientre con unos candelabros en la cabeza, para un concurso. Bailan y, al final del número, acaban tumbadas en el suelo, con el cuerpo en posición horizontal, pero manteniendo los candelabros verticales, es decir, deben mantener la cabeza en posición vertical para el efecto final. Es una competición, y uno de los jueces descalifica a una de las bailarinas porque deja su cabeza inclinada.

Probablemente esta bailarina quería mantener su cabeza vertical como sus compañeras, pero no lo hizo porque en realidad no sabía lo que estaba haciendo. Una de las posibles causas sea que su **sentido cinestésico** no esté lo suficientemente desarrollado y esto no le ha permitido recibir la información adecuada sobre la posición de su cabeza. Quizá con un espejo y la información que le hubiera dado el sentido de la vista hubiera podido perfeccionar la posición, pero, aunque el espejo sirva como ayuda en los aprendizajes del movimiento y la postura, es evidente que el bailarín, además de la vista, necesita desarrollar su sexto sentido, el cinestésico.

¿Qué es el sentido cinestésico? El sentido cinestésico es el sentido a través del cual se perciben el movimiento muscular, el peso, la posición en el espacio del cuerpo y de sus segmentos, etc. Los órganos concernientes a este sentido están difundidos por todo el cuerpo: receptores propioceptivos presentes en cápsulas articulares, músculos, ligamentos, paquetes de grasa articular, fascias... Estos envían información a terminaciones nerviosas propioceptivas cuyo centro de coordinación es el laberinto.

Otra posibilidad, en relación con nuestro ejemplo, es que esta persona tenga un patrón o **hábito** del cual no es consciente, ignora que lo tiene, y cada vez que lleva a cabo una determinada acción, su respuesta programada siempre es la misma (en este caso, «inclino cuerpo, inclino cabeza»). El problema para ella es la falta de conocimiento de sí misma, y que, estando en el escenario, le ha impedido realizar la acción que realmente necesitaba realizar (la colocación de su cabeza vertical). Esta habilidad es la que ayuda a que un bailarín pueda ser excelente o a que, simplemente, cuando estamos ordenando nuestros trastos en el desván, no nos lesionemos la espalda.

En el método Feldenkais se habla de los hábitos, pero ¿qué entendemos por hábito?

Al inicio de la vida, el bebé va realizando constantes movimientos de brazos y piernas, estableciendo informaciones perceptivas que le permiten, a su vez, establecer contacto consigo mismo, y que permiten al aparato neuromuscular ejercitarse y grabar acciones de movimiento. Más adelante, a medida que el sistema nervioso va madurando, el niño consigue incorporarse, realizar diversos cambios posturales y, con ello, aumentar las sensaciones, las percepciones. Establece un juego con la gravedad terrestre y sus piernas se tonifican y se fortalecen.

Mas tarde, el niño iniciará la marcha con el impulso de un deseo y de forma refleja. Paulatinamente, y a lo largo de las experiencias de la marcha, va formándose un mejor «programa», memorizándose y «grabándose» en el propio cerebro.

El cerebelo, situado en el tronco cerebral, es el encargado de la movilidad automática. Realiza dos misiones principales:

• La coordinación de movimientos. Permite que los movimientos se efectúen de una manera armónica y efectiva.

- Contribuye al sistema de equilibrio. Prevé los movimientos que se han de producir e introduce los cambios necesarios en las órdenes motoras para continuar manteniendo un equilibrio correcto.

El cerebelo informa al cerebro de lo que hace; por eso sabemos que caminamos, pero no lo pensamos. Esto se llama *acto reflejo condicionado*; *reflejo*, porque no es voluntario, y *condicionado*, porque se aprende.

Cuando vemos a un niño iniciar sus primeros pasos nos parece que duda y que se siente inseguro; pero no es tanto por inseguridad que se detiene, sino porque, a cada nuevo paso o recorrido tras el cual se para, está memorizando o grabando (de forma no consciente). De esta manera, está mejorando y ajustando el «programa» motor de marcha. Por eso se detiene; para sentir-recordar-memorizar. Para facilitar este aprendizaje vemos que lo lleva a cabo lentamente y con pausas para descansar y reprogramar.

Hasta aquí una explicación puramente neutra y fisiológica... Pero ¿qué aspecto «mágico» sucede para que cada ser humano desarrolle unos hábitos propios, una postura propia y, también, una forma de caminar diferente?

La conducta de los seres humanos está firmemente basada en la imagen que han creado de sí mismos. En consecuencia, si uno desea modificar la propia conducta, debe modificar necesariamente su autoimagen.

¿Qué es la autoimagen?

Es la imagen o presentación que un sujeto tiene de sí mismo, equivalente a un autorretrato. Es un concepto de psicología y se conoce a través del relato o de la descripción del propio sujeto.

La autoimagen o representación del «yo percibido» y «declarado» ante los demás puede ajustarse en mayor o en menor medida, según los casos, al «yo real». Incluye la imagen corporal —concretamente es la forma de las distintas partes del cuerpo y la relación que existe entre ellas—, pero también implica las relaciones espaciales y temporales, y, cómo no, las sensaciones cinestésicas.

En la autoimagen se incluyen, también, las emociones, los sentimientos y los pensamientos. Todos ellos forman parte de un conjunto integrado.

¿Cómo desarrollamos nuestra autoimagen?

La autoimagen y todo lo que es esencial en el comportamiento humano se adquiere únicamente mediante un largo periodo de aprendizaje, ya que según Feldenkrais nacemos inmaduros, casi prematuros, debido al estrecho tamaño de la pelvis y al volumen de nuestra cabeza. Por ello, como os he explicado con anterioridad, la mayor parte de nuestros aprendizajes debemos realizarlos después de nuestro nacimiento, a diferencia de otros mamíferos que, al nacer, ya pueden levantarse y correr. Como ya hemos visto, necesitamos realizar un proceso de aprendizaje para conseguir andar, hablar, observar una foto o una pintura en tres dimensiones. Los movimientos, la actitud y el lenguaje propios se desarrollan de acuerdo con las circunstancias accidentales de nuestro lugar de nacimiento y del medio que nos rodea. A pesar de ello, cada persona cree que su forma de hablar, andar y comportarse es exclusivamente suya e **inmodificable**. Se identifica plenamente con su conducta, como si hubiera nacido con ella. Cree que su forma de ver los objetos en el espacio, de seguir los movimientos, de inclinar la cabeza, etc., es innata, y considera imposible modificarla, salvo, quizá, en lo que se refiere a su velocidad, intensidad o duración.

La musculatura y las fascias siguen un modelo dictado por la autoimagen. La persona percibe como único este patrón individual; lo percibe subjetivamente como obvio e inevitable a la vez. Esto se debe a que nuestros patrones habituales están grabados en el sistema nervioso y este reacciona a la estimulación exterior (relaciones con los demás, respuestas ante una exigencia, la propia gravedad terrestre) con hábitos predefinidos, por no disponer de otro esquema de respuesta.

La ventaja de que el sistema nervioso humano no esté completamente «conectado» en el momento del nacimiento es que nos ofrece una gran flexibilidad en lo que se refiere a las opciones de conducta. En otras palabras, somos capaces de aprender a adaptarnos a un número ilimitado de entornos culturales, lenguas, climas y demás. Y, al mismo tiempo, al no estar «conectados» para adoptar el movimiento, la postura o los comportamientos ideales, corremos el riesgo de hacer elecciones que, acaso, no sean las que más nos convienen. Es frecuente que las elecciones por las que optamos en la infancia no respondan a nuestros propios intereses a largo plazo y acaben en trastornos neuromusculares (como el dolor de espalda y de cuello), tendencias neuróticas, depresión y una autoimagen distorsionada.

Es importante observar que insistimos en conservar los mismos pensamientos y modo de acción a lo largo de toda nuestra vida. Son lo que llamamos **nuestros patrones**. Mientras no se produzca un cambio notorio de dichos patrones no conseguiremos modificar nuestras bromas, actitudes ni nuestros estados anímicos.

Nuestra forma corporal, nuestra forma de movernos y de comportarnos, tiene una base estructural genética, pero a esta base física debemos sumar los condicionamientos familiares y sociales del lugar donde nacemos. Desde muy temprano empezamos a moldearnos tomando como modelos a las personas que nos rodean, que generalmente son nuestros padres y hermanos. Sin ser conscientes de ello imitamos sus ritmos, posturas, gestos y tensiones. Estas personas constituyen nuestro mundo conocido, y como necesitamos sentirnos cerca de ellas, hacemos lo mismo que hacen ellas.

Cuando llegamos a la adolescencia generalmente recubrimos nuestras pautas de movimiento familiares y adquiridas con los gestos de nuestros amigos, las posturas de nuestros héroes más nuestra actitud de rebeldía. Más adelante, a medida que nos hacemos adultos, nuestros modelos son las imágenes de lo que para nuestra sociedad son el logro y el éxito. En el mundo actual, dominado por los medios de comunicación, nos vemos cada vez más acosados por la tentación de asumir formas y posturas que vemos fuera de nosotros mismos.

Además de estos modelos familiares y culturales, ¿qué más hay que determine nuestra forma física, nuestra forma de movernos? Pues el proceso de la vida misma, accidentes, traumas, enfermedades… Las pruebas de la vida nos van vaciando, nos dejan menos enteros de lo que estábamos. ¿Recuerdas aquel accidente con la bicicleta? ¿Aquella intervención para extraer ese pequeño tumor benigno? ¿La vez que te caíste en el metro rodando por las escaleras? Desde entonces no te has sentido tan en forma, tan ágil ni tan libre en tu cuerpo como antes.

¿Y qué hay de todos esos kilos que aumentaste al separarte de tu marido, durante los largos meses de depresión y terapia hasta que recuperaste tu autoestima? Finalmente, pudiste volver a tu peso normal, pero nunca recobraste del todo la antigua sensación de ligereza y naturalidad.

Y además está tu trabajo. Quizá te pases muchas horas sentado frente al ordenador, o en posiciones forzadas para sostener y ejecutar tus estudios e instrumento de música, o trabajando fuerza y flexibilidad si eres bailarín...

Usamos el cuerpo de muy diversas maneras, y pocos hay que lleguemos a la noche sin quejarnos de algún efecto físico de nuestras actividades cotidianas.

De hecho, el uso repetitivo de la estructura va moldeando la forma. El sistema nervioso indica a los músculos lo que han de hacer y el tejido conectivo se adapta. El cerebro realiza un esfuerzo en cada aprendizaje, y una vez lo tiene integrado, esa red neuronal que ha creado, como un camino marcado en un campo de trigo, lo repite sistemáticamente, siguiendo ese surco que ya ha abierto en la hierba, siguiendo la senda trazada. Ya tenemos el sistema neuromuscular que entra en su surco, reconoce la orden y la ejecuta una y otra vez de la misma manera. Con el tiempo, músculos y fascias se adaptan, el acortamiento de las fascias impone una vía de menor resistencia que rige el movimiento. Y he aquí, ya está; ya tenemos nuestro hábito creado.

Los hábitos nos parecen eficientes porque son familiares. No todos los hábitos de movimiento son tan fáciles de identificar como los que he mencionado. Digamos que hace diez años tuviste una caída al salir de ese monólogo tan estresante y después cojeaste durante unos seis meses. Aunque hayas olvidado aquellos meses de incomodidad, tu cerebro y tu fascia todavía siguen cargando con una débil huella de aquella cojera, suficiente para que al andar te apoyes con apenas un poco más de fuerza en la pierna que no estuvo lesionada. Hay otras muchas razones por las cuales podrías preferir cargar más peso sobre la pierna izquierda; tal vez tu padre tendía a apoyarse más en la derecha, y para compenetrarte con él, inconscientemente, te hayas convertido en un reflejo de su manera de andar.

Tecleas el ordenador de una forma que te parece lo más normal del mundo. Pero por el modo en que mueves el brazo y el hombro, tu movimiento está marcado por un momento de impaciencia que tuvo tu madre cuando tenías tres años. Ella te sacó bruscamente de ese columpio tan divertido, y en ese instante sentiste un intenso dolor, confusión y pérdida de confianza. A partir de entonces, el uso de tu brazo se encuentra limitado por un gesto de contracción defensiva del que ni siquiera te das cuenta y que es automático, incluso cuando te acercas a alguien para abrazarlo.

En ocasiones la gente se identifica con sus patrones y hábitos hasta el punto de que, inconscientemente, se pone en situaciones que simulan la presión que las originó. Por ejemplo, una persona a quien en su niñez intimidaron con amenazas adopta una postura defensiva en su relación con el mundo, incluso cuando ya es una persona madura. Su actitud corporal carga con el lastre de la postura que antes adoptaba para expresar sumisión o desafío. Con el tiempo, esta actitud se «congela», la tensión de los músculos se vuelve crónica, la fascia se adapta y se convierte en una prisión física que provoca ciclos de comportamiento disfuncionales.

La buena noticia es que estos hábitos y patrones pueden ser reaprendidos. El método Feldenkrais propone restablecer el equilibrio en nuestra estructura si cambiamos los hábitos de movimiento que perpetúan el desequilibrio. ¿Y cómo podemos hacerlo?

Este resultado se puede invertir si se toma conciencia del problema y se inicia el proceso de liberarse de él y de establecer nuevos hábitos. Pero lo primero y primordial es la **toma de conciencia**, ya que no podemos liberarnos de un desequilibrio mientras no sepamos que existe.

A veces el proceso de liberar esas tensiones evoca el recuerdo del estrés que las originó (concepto de corazas de W. Reich). Sin embargo, no siempre es importante determinar la fuente de un hábito. Lo importante es la creación de opciones neuromusculares nuevas para que los viejos hábitos puedan dejar de limitarnos.

Una vez que se libera la tensión, el cuerpo tiene que encontrar una orientación diferente para que la trama o las envolturas constituidas por las fascias puedan readaptarse. Esto se consigue mediante una práctica consciente de nuevas pautas de movimiento. La reeducación motriz revisa nuestra sensación interna de equilibrio y comodidad. Con el tiempo, el nuevo equilibrio se vuelve familiar y llegamos a sentir que la nueva forma de moverse es mejor que la antigua.

Entonces, los nuevos hábitos nos proporcionan una base física para ir mejorando tanto la imagen que tenemos de nosotros mismos como nuestro comportamiento.

¿Cómo podemos mejorar nuestra conciencia y desarrollar nuestro sentido cinestésico (o sexto sentido)?

Aprendiendo.

Entremos, entonces, en otra cuestión: el **aprendizaje**. Es necesario aprender.

Shumway-Cook y Woollacott, neurorehabilitadoras, definen así el aprendizaje motor: «Un conjunto de procesos asociados con la práctica o la experiencia que implica cambios relativamente permanentes en la capacidad para producir una acción competente». Entendemos por *acción competente* aquella que le confiere al sujeto utilidad y pragmatismo para ser reincorporada a su repertorio habitual de conducta durante la realización de las actividades de la vida cotidiana.

El aprendizaje de habilidades complejas como las actividades de la vida diaria (básicas e instrumentales) implica la comprensión de procesos que en el momento actual se desconocen, por lo que se estudian de acuerdo con un concepto organizado que se establece de lo «básico» a lo «complejo» con respecto a las habilidades conductuales que tienen que aprenderse. Este proceso se encuentra caracterizado por los siguientes rasgos:

- La realización mejora con el paso del tiempo en que entrenamos. Esto es lógico y conocido por todos; para ello repetimos, ensayamos y practicamos.
- A medida que repetimos y ensayamos, los resultados son más consistentes, es decir, la acción subsiguiente se afina y se asemeja más a la anterior, y así sucesivamente.
- Las variables internas (estrés, atención) y externas (distracciones, obstáculos) tienen menor influencia sobre el desempeño de la habilidad a medida que se va produciendo el aprendizaje.

Bernstein, científico ruso que se dedicó al estudio del aprendizaje motor, sugiere que, cuando se aprende una nueva habilidad, los grados de libertad, es decir, el número independiente de movimientos necesarios para completar una acción, se restringen con el fin de facilitar este proceso; es lo que se denomina *cocontracción*.

Newell, siguiendo esta línea, propone un modelo de tres fases en el que se pasa de la simplificación total del movimiento, por pérdida de grados de libertad, hasta la fase de experto, en que se encuentran ya todos los grados de libertad para llevar a cabo la tarea de manera coordinada y con la mayor efectividad posible.

Veamos un ejemplo muy claro: cuando un niño aprende a tocar escalas en el piano por primera vez tiende a emplear toda la parte superior del cuerpo (muñeca, brazo, hombro) para tocar cada nota. Incluso los movimientos faciales se tensan hasta hacer una mueca; es decir, realiza contracciones musculares que restringen la libertad de toda su extremidad superior. Con la práctica, sin embargo, el pianista neófito deja de usar músculos y fuerza innecesaria y se acostumbra a usar solo el dedo indicado para tocar cada nota. Desarrolla «manos de seda» y, si perfecciona su técnica, adquiere «elegancia» y toca de manera relajada. Esto se debe a que el niño ha pasado de emplear una gran cantidad de neuronas a solo unas pocas, adecuadas para la tarea que realizan. Este uso más eficiente de las neuronas se produce cada vez que nos volvemos competentes en algo, y explica por qué no nos quedamos sin espacio en el cerebro para nuevos mapas conforme añadimos nuevas destrezas a nuestro repertorio.

El aprendizaje motor no solo implica procesos motores; los mecanismos para el desarrollo de nuevas estrategias habilitadoras demandan la interacción compleja de los sistemas perceptivos, cognitivos y de acción para el desempeño de las actividades de la vida cotidiana.

Por otra parte, el desarrollo de una nueva habilidad emerge de la relación que el sujeto establece con la actividad que se está desarrollando y con el contexto donde tiene lugar el aprendizaje.

Existen cuatro factores que afectan al aprendizaje motor:

- Las fases del aprendizaje.
- El tipo de tarea que se está aprendiendo.
- Las características de la práctica para el aprendizaje.
- La retroalimentación. Esta puede ser, por una parte, intrínseca. En este caso, puede provenir de fuentes externas al cuerpo (sensibilidad exteroceptiva: visión, audición, tacto, gusto, olfato) o bien internas (sensibilidad propioceptiva: posición articular, cinestesia, dolor visceral). Por otra parte, puede ser extrínseca (proporcionada por la información que facilita alguna fuente ajena al sujeto).

Entre los modelos del aprendizaje motor, cabe citar los siguientes mecanismos de enseñanza esenciales:

- Instrucciones verbales. Apoyos verbales; son frases concisas y cortas que sirven para dirigir la atención del sujeto hacia las condiciones reguladoras del contexto como puntos clave de los componentes del movimiento de las habilidades.

- Metagocnición. Conocimientos previos y experiencia previa del sujeto, que ya es consciente de ciertos componentes importantes de la actividad antes de comenzar a practicarla.

- Técnicas de modelado. Demostración de la habilidad motora. La información observada (modelada) contribuye al aprendizaje de las características cualitativas de la habilidad motora, lo que orienta a pensar que incluso la información visual muy elaborada puede aprenderse mediante la demostración.

¿Qué necesitamos para aprender?

Para aprender se requiere práctica o experiencia, es decir, ensayar, repetir, llevar a cabo pruebas de ensayo-error… hasta que conseguimos ejecutar o no lo que deseamos adquirir.

En cuanto a aspectos cognitivos, necesitamos de lo siguiente:

- Interacción compleja de los sistemas perceptivos.

- Memoria.

- Atención. En experimentos con monos sobre la creación de mapas cerebrales se ha visto que los cambios duraderos ocurren solo cuando los monos prestaban mucha atención. Cuando se realizan tareas de manera automática, sin prestar la debida atención, los mapas cerebrales cambian, pero dichos cambios no duran. A menudo alabamos la «capacidad de multitarea», pero cuando somos capaces de aprender dividiendo nuestra atención ello no conduce a cambios duraderos en nuestros mapas cerebrales.

- Debemos tener en cuenta, además, que el cerebro funciona focalizando la atención, pero se cansa; por ello necesita focalizar y desfocalizar constantemente.

El trabajo a través del método Feldenkrais requiere atención, pero va cambiando el foco de atención constantemente.

¿Cómo se aprende mediante el método Feldenkrais?

De forma semejante a la neuromioestática, el método Feldenkrais utiliza la vía neurológica para conseguir respuestas en la musculatura estriada y lisa, y para grabar nuevos mapas cerebrales.

El método aplica técnicas pasivas con el **consentimiento del paciente**; por ello, se requiere especialmente la voluntad o el deseo expresos del paciente/alumno. Este punto es muy importante, ya que, al igual que en la psicoterapia, muchas personas no están dispuestas a mirarse a sí mismas, aunque la mirada que propone el método Feldenkrais es totalmente bienintencionada. Hay personas que están en una situación emocional en la que no es posible plantearse este enfoque.

Más aspectos del aprendizaje

Según el neurocientífico y psiquiatra Paul D. MacLean, en nuestro cerebro existen tres partes:

Tronco encefálico o cerebro reptiliano y medular

Se encuentra en la parte superior de la médula espinal. Lo compartimos con los reptiles, peces, tortugas y vertebrados inferiores. Es el primer sistema del miedo. En él habitan todos nuestros miedos instintivos y es incapaz de elaborar sentimientos y emociones, como por ejemplo el afecto. Es puramente visceral, instintivo y alextímico (insensible).

Su función principal es mantenernos vivos y a salvo. Su respuesta es luchar o huir; por lo tanto, es la sede de nuestros impulsos primitivos: agresividad, instinto de conservación y de reproducción (sexualidad), miedo, defensa del territorio, así como todos los impulsos destinados a garantizar la supervivencia de la especie. Aquí, en el tronco cerebral y cerebelo, tenemos el programa de base de la especie (reflejos vitales, succiones, prensión, etc.), sobre el que se colocarán los programas y la información, que después pasarán a aprendizajes en el neocórtex. Es el responsable de la respiración, la digestión y la circulación sanguínea.

Para aprender se necesita:

* Seguridad.
* Que la persona sienta que tiene su lugar en el grupo social.
* Mucho consumo de oxígeno.
* Rituales, que proporcionan una gran seguridad, porque sabemos cómo será el final.

Evidentemente, en una situación de estrés no hay tiempo para la cognición, que resulta de transferir la información a los centros superiores. Por ello, aquí la respuesta es visceral, instintiva e irracional.

Cerebro emocional, límbico o mamilar (tálamo)

Esta parte del cerebro apareció con los mamíferos y tiene funciones tan importantes como la memoria y el aprendizaje, que permiten adquirir nuevas experiencias y tomar las decisiones más adecuadas para la supervivencia. Gobierna las emociones, la afectividad, la comunicación con los demás, la motivación y la desmotivación, el placer y el displacer, el castigo y la recompensa, así como las experiencias positivas y negativas en general.

Siguiendo el orden ascendente encontramos el **hipotálamo**, que es el suelo del cerebro emocional. El hipotálamo, entre otras funciones, gestiona los ritmos del cuerpo, ya que nuestro cuerpo funciona con ritmos: circadianos, menstrual, cardíaco, etc.; ciclos de hambre/sed; ingesta de alimentos; equilibrio químico en sangre; sueño/vigila y temperatura corporal.

Tiene, además, una función de secreción hormonal: las hormonas GnRH. La hormona liberadora de gonadotropina hace que la hipófisis cerebral elabore y segregue las siguientes hormonas: hormona luteinizante (HL) y hormona foliculoestimulante (HFE). En los hombres, estas hormonas hacen que los testículos produzcan testosterona. En las mujeres, que los ovarios produzcan estrógeno y progesterona. También se llama HL-HL, HLGn, HLHL y hormona liberadora de hormona luteinizante.

En el hipotálamo, en los núcleos grises, se secreta la **dopamina**, que se sitúa únicamente en el cerebro emocional; es la hormona del placer, pero del placer en el momento de la acción. Por eso la dopamina estimula la secreción de noradrenalina en las suprarrenales, como hormonas de activación.

También, como favorecedora de la acción, ayuda en la precisión y finura del movimiento.

La presencia de dopamina estimula la secreción de **serotonina**, una hormona que se localiza por todo el cerebro y que es la hormona del placer, pero no el placer del momento, sino del bienestar que queda cuando la acción placentera termina.

Si se segrega mucha serotonina, esta se degrada en **melatonina**, que es inductora del sueño.

Además, también estimula la secreción de **endorfinas** centrales, que disminuyen o eliminan el dolor.

Si el hipotálamo es el centro que regula los ritmos corporales, la información que le llega a través de las vías sensitivo-sensoriales y que pasa hacia el tálamo y los núcleos superiores se ve favorecida por el **ritmo**. El hipotálamo puede ayudar o interferir en el paso de estas informaciones, pero todas las técnicas que implican un ritmo favorecen el aprendizaje y la memorización.

Por lo tanto, practicar técnicas con ritmo tiene un impacto sobre las secreciones hormonales y favorece una integración de los mensajes sensitivo-sensoriales (información propioceptiva sensorial, tacto, vestibular y propioceptivo).

En Feldenkrais el ritmo es lento. Y podemos afirmar que las técnicas con ritmo lento estimulan la secreción de dopamina y serotonina.

El centro es el **tálamo**, que también es secretor glandular. Junto con el tronco cerebral da las respuestas rápidas, reflejas, pero reflejas voluntarias (respuesta de huida, matar un insecto, ira no contenida, secuestro emocional). Lo registra absolutamente todo —es el inconsciente—; todo pasa por la emoción antes que por el pensamiento. Actúa como filtro y retransmisor de todas las informaciones hacia el **neocórtex**.

Emociones, hormonas y sentimientos influyen en el aprendizaje. Todas las emociones tienen como base el placer o el dolor; por lo tanto, las emociones facilitan el almacenamiento:

La **amígdala** es donde se almacena el miedo. Es un núcleo que tiene como función archivar toda la información; es el centro de la memoria, de las emociones positivas, negativas y dolorosas, de los temores y los peligros. Está conectada directamente con las glándulas endocrinas, que son las encargadas de producir las hormonas de la supervivencia —adrenalina y cortisol—, las llamadas *hormonas del estrés* o *del miedo*. Esta información la guarda a modo de «versión comprimida en ZIP» y la original la pasa a la «papelera» —en la que no es eliminada— que está en el neocórtex, donde también se puede recuperar.

El sistema emocional trabaja muy rápido, pero solo puede analizar bien una única información. Por eso, cuando practicamos la sesión necesitamos pedir al alumno atención plena y exclusiva; no sirve para nada llevar a cabo la sesión pensando en lo que se tiene que comprar cuando se salga de la clase.

En el proceso de memorización, todos, absolutamente todos los acontecimientos del día quedan registrados y guardados en la amígdala, pero como el sistema puede saturarse, esta información se guarda durante tres días, y a los tres días la información se «comprime» (como en un archivo comprimido de tipo ZIP), se guarda en núcleos amigdalares y en el hipocampo, y pasa al neocórtex.

El vaciado de la amígdala se realiza durante la noche. Por este motivo, ante nuevos aprendizajes es tan importante un sueño reparador, que permita atravesar todas las fases del sueño. En dos o tres noches se produce el vaciado, pero según la carga emocional que se lleve, el proceso puede tardar hasta un mes o bien no realizarse nunca. En este último caso, esta carga emocional puede producir trastornos emocionales e interferir en el comportamiento y el bienestar de la persona.

Para aprender, el individuo necesita:

- Interacción social: buenos vínculos.
- Bienestar emocional: sentirse tenido en cuenta.
- Un ambiente de aprendizaje contenedor y sostenedor.
- Entusiasmarse.
- Involucrarse afectivamente.

Neocórtex o cerebro nuevo

Es el de la inteligencia conceptual y de la razón, que teoriza y razona desde lo abstracto e inventa, decide y actúa.

Es el lugar físico de la espiritualidad y el responsable de unir la cognición con la intuición y con el subconsciente.

En el momento del nacimiento tiene ya todas las neuronas, pero durante el desarrollo, con los aprendizajes, estas se van conectando. Tiene una función inhibitoria sobre el cerebro emocional, a través de la reflexión y el pensamiento.

Grosso modo, los lóbulos prefrontales tienen una función inhibidora, mientras que los lóbulos frontales son la sede del sistema motor, encargado de coordinar y unificar el movimiento de los músculos.

Los tres lóbulos situados detrás del frontal, temporal, parietal y occipital constituyen el sistema sensor del cerebro, que procesa las señales enviadas a este desde nuestros receptores sensoriales, ojos, oídos, manos, etc.

¿Qué se necesita?

- Novedad.
- Desafíos.
- Motivación.
- Aprender haciendo, en la acción.
- Estímulos internos y externos.

Marcel Caufriez, el creador de la técnica de gimnasia abdominal hipopresiva, afirma que para facilitar la memorización y el aprendizaje, la utilización del dolor o la incomodidad como emoción negativa favorece el paso por la vía espinotalámica, y la posterior memorización. En cambio, Feldenkrais afirma que la otra vía, la del bienestar, es la que facilita el paso de la información y la posterior memorización; por ello, propone educar y aprender a través del bienestar, con el menor esfuerzo. Si la gimnasia abdominal hipopresiva se ve favorecida por la tensión y la incomodidad, los aprendizajes de Feldenkrais pensamos que se ven favorecidos por la secreción de dopamina.

Resumiendo: nuestro cerebro nos guía para evitar ser lastimados y para sobrevivir, buscar el placer y probar cosas nuevas.

Volvamos al método Feldenkrais con algunas consideraciones al respecto. El método:

- Utiliza el ritmo lento para facilitar el aprendizaje y la secreción de dopamina.
- Produce bienestar por la secreción de serotonina.
- Induce al sueño por la degradación de la serotonina en melatonina y por la necesidad del cerebro de dormir para poder «pasar» la información y memorizarla.
- Tiene dos formas de actuación:
- A través de clases grupales que llevan el nombre de Autoconciencia a Través del Movimiento —en países latinos— y de Toma de Conciencia a Través del Movimiento —en España—.
- Mediante sesiones individuales de integración funcional.

Después de esta introducción previa veamos cómo es una sesión grupal de ATM, es decir, cómo se lleva esto a la práctica.

Las sesiones de ATM tienen una duración de 45 minutos a 1 hora; menos tiempo no produce un efecto sobre el cerebro y más tiempo produce saturación y se pierde atención y aprendizaje.

Eso implica trabajar sobre la creación de nuevas conexiones neuronales y es un esfuerzo para el cerebro. En los talleres o seminarios donde se realizan varias sesiones seguidas se requiere un descanso de, al menos, media hora entre sesión y sesión. El trabajo de Feldenkrais produce, o induce, la mejora en el sueño, pero no es un método de relajación. Lo que ocurre es que, debido al esfuerzo del nuevo aprendizaje, el cerebro necesita dormir para poder integrar las nuevas informaciones y destrezas.

Casi todas las sesiones se trabajan en decúbito, pero existen sesiones en todas las posiciones, algunas muy estáticas y otras muy dinámicas.

En los audios tenéis acceso a cuatro lecciones de aproximadamente una hora. Solo tenéis que seguir las indicaciones orales.

Voy a ser una voz que os guíe; también os voy a formular preguntas cuyas respuestas serán para vosotros mismos. Cuando empezamos a practicar ATM descubrimos, con sorpresa, que el profesional no muestra los movimientos. Y, como muy bien expresa **Marie Bertherat,** responsable del método de la Antigimnasia, método con el que compartimos algunos aspectos, muy pronto nos damos cuenta de que el profesor no mostrará nunca los movimientos y que está muy bien que sea así. ¡Es incluso mucho mejor! Entendemos entonces que no vamos a tener que esforzarnos ni esmerarnos en copiar o imitar la postura o los gestos de otro cuerpo que se nos presenta como modelo. Esto es un alivio, y la presión desaparece. No hay que conseguir hacer bien algo. No habrá que alcanzar perfección alguna; no habrá competición.

Entonces, escuchemos, abramos bien los oídos, dejémonos guiar. Palabras sencillas y precisas, e imágenes, vienen a iluminar las diferentes partes del cuerpo y ayudan a situarlas. Los ojos, la lengua, los omoplatos, las vértebras, la pelvis, las costillas, el vientre, los muslos, las pantorrillas, las plantas de los pies, los cinco dedos de los pies... cobran vida y sentido, ganan en libertad, en autonomía, al mismo tiempo que descubrimos los lazos indisolubles que los unen.

Las palabras del profesional hablan al ser. Guiado por sus palabras, puede que el movimiento se haga, no se haga, se vuelva a hacer. Nace del interior de mí mismo, de mí misma. Tiene que ver con el deseo, la intimidad, la exploración y el descubrimiento. Estoy conmigo mismo, conmigo misma, me muevo por mí y para mí. Y no porque me digan que lo haga.

Las palabras que oímos han sido elegidas, maduradas, reflexionadas. Son precisas y delicadas. No ofenden, no hieren. El profesional conoce la fuerza y el poder de las palabras que pronuncia. Algunas abren puertas, permiten atreverse a intentar un movimiento que hasta entonces parecía imposible, ir más allá de un límite que nos habíamos impuesto, incluso sin saberlo.

Empecemos a escuchar los audios.

Nota: cuando digo «elevar el hombro hacia arriba» tomo como referencia, desde la posición de tumbado, levantar el hombro en dirección al techo.

Audio 6

https://www.cpae.net/audio/audio6.mp3

¿Sorprendido/a?

¿Has notado después de la primera lección la sensación en la verticalidad? ¿Cómo te has sentido de pie?

El artista en el escenario necesita, ante todo, estabilidad y equilibrio. Con la práctica del método hay una mejora de la estabilidad, la sensación de fuerza y sostén que llega desde las piernas y los pies. Con la repetición de los movimientos el tono muscular se regula y disminuye de forma que permite una mayor conciencia del esqueleto, y la estructura esquelética es capaz de desempeñar satisfactoriamente su función de anular el componente vertical de la gravedad. De este modo, la musculatura queda liberada de su función de soportar peso para que las acciones intencionadas se realicen con el mínimo esfuerzo posible.

Hablando de estar de pie... Vamos a conocer mejor los pies y la relación que tienen con el resto de ti en la siguiente lección.

Audio 7

Si una persona se conoce mejor y se siente mejor a sí misma puede expresare mejor —expresarse a sí misma— a través de la danza, ya que la danza no solo es técnica y movimiento; es, también, expresión.

En danza y en el trabajo corporal, se pide ejecutar unos movimientos de una determinada forma, se exige que la ejecución sea como tiene que ser. En Feldenkrais sucede todo lo contrario. Sí que hay una secuencia de movimientos que se han de seguir, pero estos movimientos son variados, sorprendentes, distintos y pueden ser interpretados por cada persona de forma diferente, siendo igual de válidos. El profesor no corrige posiciones; solo «corrige» o interviene si el alumno no ha entendido bien la consigna o si realiza el movimiento de forma que pueda dañarse.

La danza exige ejecutar de una determinada manera y aprender una técnica específica. Feldenkrais te puede ayudar a estar más organizado y preparado para moverte como quieres moverte, encontrar con mayor facilidad y claridad la posición exacta donde debe estar la mano, o el pie, o los dedos, etc., pero con la libertad de dejar esta opción cuando ya no la necesites.

Audio 7

https://www.cpae.net/audio/audio7.mp3

Esto, que parece obvio, no es así habitualmente; aunque no nos demos cuenta de ello, estamos encorsetados por patrones propios de los cuales no somos conscientes y de los que no sabemos salir, y por patrones sociales o estéticos, que nos restan libertad. No es necesario estar siempre con el abdomen tenso, ni con la musculatura glútea siempre apretada, ni girar siempre sobre la misma pierna, ni elevar un hombro cuando movemos el brazo o la cabeza, por ejemplo. Tenemos la oportunidad de conocernos, de sentirnos, y esto nos va a dar la libertad de aprender a hacer lo que queremos hacer en una circunstancia específica, en un momento específico y con una estética específica, con la capacidad de **elegir** dejar de hacer algo concreto en cada momento, según nuestra necesidad.

Audio 8

Aquí te pedimos que te tumbes en el suelo y que te muevas, lenta, muy lentamente.

¿Por qué esta lentitud? Porque la lentitud favorece el aprendizaje, la posibilidad de descubrir y de cambiar o elegir otra opción. Si nos apresuramos no damos tiempo al cerebro a recoger la sutileza en la información.

Además, se busca siempre un movimiento **sin esfuerzo**, ya que el esfuerzo tampoco favorece el aprendizaje. Feldenkrais llegó a la conclusión de que el hecho de reducir el esfuerzo muscular mejora la agudeza de las sensaciones cinestésicas y permite al individuo diferenciar con precisión todo lo que hace, así como tomar conciencia de los aspectos inconscientes y desconocidos de la organización física, del movimiento y de la acción.

Audio 8

https://www.cpae.net/audio/audio8.mp3

También me gustaría añadir una última reflexión. Las clases de ATM son grupales; el movimiento surge de las instrucciones que el profesor da con su voz al grupo, pero también aquí hay una diferencia con las clases de danza. Feldenkrais permite un trabajo enfocado hacia uno mismo y un respiro a la competitividad, sin la tensión habitual de compararse y superar al otro. Cada alumno se enfoca hacia sí mismo, al permitir diferentes interpretaciones del movimiento sin correcciones, sin la tensión ni el temor al error, ya que, incluso en el error, reside la posibilidad de aprendizaje.

Audio 9

Realiza las clases al ritmo que te apetezca. Una vez por semana puede estar bien. Y si te apetece y las quieres repetir, puedes hacerlo las veces que quieras. Encontrarás matices diferentes cada vez.

Si el trabajo te gusta, te aporta claridad y quieres continuar practicando, puedes hacer dos cosas: buscar en tu localidad a un profesor que te dé clases o contactar con cpae.net. Podemos enviarte más grabaciones.

Audio 9

https://www.cpae.net/audio/audio9.mp3

Como despedida, recojo a continuación una breve biografía sobre el creador del método:

Moshé Feldenkrais nació en Rusia en el año 1904. Siendo adolescente se fue a Israel y allí desarrolló diferentes trabajos en la construcción. Se interesó por las artes marciales aprendiendo la disciplina del judo. Emigró a Francia y se matriculó, en la Sorbona de París, en Ingeniería Física, y gracias a sus excelentes calificaciones consiguió becas y entrar en el laboratorio de Pierre Curie. Jugando al fútbol se hizo una lesión en la rodilla que la medicina convencional no pudo curar; esto lo llevó a estudiarse a sí mismo, aprovechando sus conocimientos de ingeniería física, fisiología y desarrollo humano. Y a partir de ahí desarrolló un método con el cual curó su lesión. Abandonó la investigación en el laboratorio de física y se dedicó a tratar a otras personas con su método, a pesar de la oposición familiar: «no entiendo cómo puedes dejar la investigación y la consecución de un premio Nobel para dedicarte a tocar el culo de la gente», le dijo su madre.

Él había decidido su camino y a esto dedicó el resto de su vida. Enseñaba a la gente guiándola con sus manos de manera individual (integraciones funcionales), pero su sueño era que el método llegara a la mayor cantidad de gente posible. Por eso diseñó unas sesiones en que cada uno podía trabajar de forma individual siguiendo las indicaciones del profesor, pero compartiendo tiempo y espacio con otras personas (Autoconciencia a Través del Movimiento).

Ya a los 79 años se percató de que si quería llegar a más gente necesitaba formar a otras personas, y así tuvo tiempo de formar directamente a tres grupos en Nueva York. A los 84 años fallecía, dejando un legado de casi dos mil lecciones de ATM y habiendo formado directamente a una serie de personas que han extendido su método por el mundo.

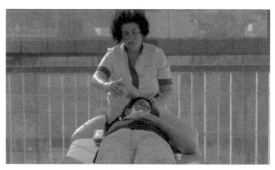

Elvira Arbós en una sesión individual del Feldenkrais.

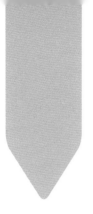

CONCLUSIÓN

A modo de conclusión final, puedo decirte que hace falta conocer más a fondo el organismo y dejar que la ciencia se encargue de resolver tus dudas, así como consultar a un profesional que entienda del tema.

Por tu parte, siempre que tengas una duda, consulta; habrá una respuesta, al menos para decirte que eso todavía no se ha estudiado o validado, o sí, y que puedes hacerlo de otra forma.

Para estudiar un texto nuevo, hazlo sentado; se integra mucho mejor y se tarda menos en resolver algo cognitivamente. Luego ya podrás hacer el cambio de suelo pasando por las diferentes texturas, moviendo la cabeza, etc.

Para trabajar a nivel personal, cada día, no te olvides de lo siguiente:

Empieza el día agradeciendo lo que sientes y lo que experimentas, lo que ves, lo que hay en tu vida y a tu alrededor, y, aunque no lo entiendas, dite a ti mismo que todo está bien.

Medita, encuentra tu paz interior con alguna de tus meditaciones o relajaciones, siente la infinitud del universo.

Trabaja físicamente con el cuerpo, ejercítalo con calentamiento, estiramientos, fortalecimiento, gimnasia, deporte, etc.

Quiérete, siente dentro de ti la coherencia de hacer lo que quieres y lo que sientes verdaderamente. No te compares, no te culpes por nada; perdona y háblate con todo el amor que te mereces.

Haz esto cada día delante del espejo. Mírate y dite: «Te quiero, ... (di tu nombre)». A continuación, dite: «Te quiero y por eso voy a respetarte y a amarte. Me merezco vivir en la abundancia del universo ilimitado como ser ilimitado que soy. Gracias».

Al final del día, haz un resumen de lo que has vivido, da las gracias por todos los momentos vividos sin juzgar y siente el amor que hay dentro de tu corazón.

Revisa mensual o trimestralmente tu evolución en la amplitud de tu tórax y grábate sin sonido para observar tus movimientos en escena o mientras ensayas. Observa qué quieres mejorar.

Y recuerda que tú existes para una misión concreta y estás conectado con ella cuando te sientes feliz y tranquilo.

Gracias por compartir conmigo tu tiempo. Ha sido para mí una experiencia muy enriquecedora poder expresar y compartir lo que sé contigo.

Te deseo que seas muy feliz.

¡Hasta siempre!

TESTIMONIOS

Gely (Angelita Balcázar)
Comunicadora psicocreativa,
comediante de *stand-up* e improvisadora teatral
@gelybr4

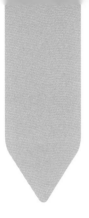

«**Soy comunicadora** psicocreativa, improvisadora teatral y comediante de *stand-up*. Estudié un máster de Psicocreatividad en los años 2015-2016, y desde el año 2017 asisto con regularidad a cursos, talleres y festivales de improvisación teatral e interpretación. Recuerdo que en el máster tuvimos dos cursos que incidieron en cómo hacer una presentación en público; nos hablaron de la importancia de la voz y del cuerpo para comunicar. Sin embargo, en las siguientes formaciones que he recibido no he dejado de echar en falta la preparación física, la corrección postural, los ejercicios vocales y de cuerpo, que considero necesarios para cualquier trabajo en escena.

Con el afán de simplificar, las escuelas corren el riesgo de olvidar el instrumento más importante de esta carrera: el cuerpo. Lo que suele pasar es que el entrenamiento que se ofrece pone el foco en la acción que se debe realizar y minimiza u obvia la parte de la preparación del cuerpo y la voz para llevar a cabo estas acciones. En algunos casos, no obstante, ofrecen algún taller adicional sobre esto, pero sin dejar resaltada su importancia. Supongo que esto ocurre porque los alumnos (clientes) no pedimos este servicio, y considero que no lo pedimos por desconocimiento. Yo no tenía idea de todo lo que comprende el trabajo de las artes escénicas; empecé a interesarme por el cuidado de mi voz y mi postura desde que conocí a Ana.

Fue en clases de improvisación teatral donde noté que ella tenía algo que los demás compañeros y yo no teníamos: conciencia corporal, además de talento, claro. Por entonces, yo preparaba mi primer fin de semana de entrenamiento intensivo en improvisación teatral, la invité y, con la alegría que la caracteriza, accedió. Desde entonces y hasta ahora es una participante fiel de nuestros fines de semana *improperos* y nos ayuda con un bloque de preparación de cuerpo y voz para nuestras actividades. Su entrenamiento es parte principal de nuestros encuentros y no podemos estar más agradecidos.

Además, gracias a mi acercamiento a su trabajo, soy más observadora y he podido notar que en la escena de la *stand-up comedy* (monólogos cómicos) de Barcelona hay una gran carencia de preparación física. Los cómicos nos preocupamos por el texto, por el ingenio, pero descuidamos temas de vocalización, postura, etc. Pienso que este desconocimiento puede deberse a que es un área llena de autodidactas que se acercan y profundizan en la carrera casi intuitivamente, y a que las escuelas que hay no les dan tanta importancia.

En este sentido, considero clave el trabajo que realiza Ana en CPAE, porque, además de su efectividad profesional, posee una gran motivación por difundir conocimiento y promover conductas saludables. Ahora, cada vez que veo gente en la calle con mala postura, recuerdo lo afortunada que soy de conocerla. Mi puesta en escena luce mucho mejor y me felicitan por vocalizar bien. CPAE es un amigo indispensable para el artista».

Pablo Bravo Díaz
Director de teatro y profesor de interpretación

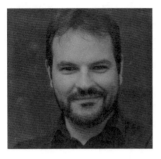

«En julio de 2013 conocí a Ana Velázquez en un seminario de interpretación en el que ambos éramos estudiantes. Allí me aclaró dudas y vacíos formativos que, durante mi época de estudio, ni tan siquiera me había planteado o conocía. Cosas que, con el transcurso de los años, veo no solo básicas, sino imprescindibles para el desarrollo de un trabajo en plenitud. Poco a poco, sin darme cuenta, sus conocimientos y consejos los iba incorporando; primero, en mis trabajos como director, y posteriormente, en mi faceta como profesor. Desde entonces, han sido numerosos los proyectos en los que he contado con su colaboración y opinión. Cito algunos ejemplos: cuando le planteé cómo desarrollar el cuerpo y movimiento de un personaje con atrofia en su columna y un cojeo severo, o cómo construir una plataforma de escenografía para un suelo muy desnivelado y cómo esta afectaría a los personajes.

Creo necesario integrar en las escuelas, desde el primer día, un trabajo profundo y serio en la prevención de lesiones y el trabajo que se realiza de cuerpo y voz. No me refiero al que ya se lleva a cabo en las diferentes técnicas, corporales o vocales, que utilizamos para liberar o tomar conciencia, sino al que se desarrolla por parte de la ciencia, llevada por fisioterapeutas o logopedas.

A veces comparo esta carencia con la que había en otras profesiones y advierto que el uso de la fisioterapia las ha mejorado. Un ejemplo de ello podrían ser los deportistas de élite, donde cada equipo cuenta con su propio grupo de fisioterapeutas para optimizar su rendimiento.

Espero que no esté muy lejano el día en que podamos crear una comunión entre nuestras áreas de manera definitiva, la fisioterapia y las artes escénicas, para que juntos podamos disfrutar de este bello oficio y llevarlo a metas más lejanas».

Joan Calabuig
Músico

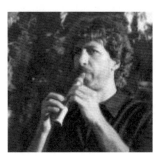

«En el año 2009, Ana Velázquez impartió una conferencia de posturología para la Academia del Gran Teatre del Liceu de Barcelona justo cuando yo formaba parte de ella. Al poco tiempo, por una serie de molestias en el antebrazo debido a la práctica instrumental, acudí a ella para buscar una solución. Un error bastante frecuente que cometemos los músicos es esperar a estar con mucho dolor y prácticamente sin poder tocar para buscar una solución. Una solución inmediata para un dolor que ha ido aumentando paulatinamente. Incoherente. El tratamiento que me realizó, y que suele practicar Ana, puede tener un beneficio inmediato, pero está pensado a largo plazo. Y, sobre todo, pensado para que la lesión no se reproduzca. Su estrategia es lograr tener un control corporal basado en la conciencia y la postura del cuerpo con un uso óptimo de las articulaciones y las cadenas musculares.

Por otro lado, volví a tener contacto profesional con Ana cuando realicé el proyecto de fin de máster en la UAB y la ESMUC, en los años 2016-2017. En esta ocasión, quería comentarle que estaba experimentando una repercusión positiva de la práctica con instrumentos históricos en relación con los modernos y quería conocer la causa fisiológica de ello.

Mi introducción en el ámbito de estos instrumentos históricos fue gracias a estar presente en un concierto que realizó Lorenzo Coppola con clarinetes clásicos. Me sorprendió el grado de emoción que transmitía al público con un instrumento, *a priori*, poco evolucionado, sin entrar a valorar la extrema genialidad del intérprete. Entonces, empecé a estudiar con él y al poco tiempo noté cómo el estudio de los instrumentos históricos hacía que, en cierta manera, mejorara mi destreza en la práctica del clarinete moderno debido a ciertos aspectos, como, por ejemplo, combinaciones de dedos no correlativas e inexistentes en el instrumento actual. Asimismo, buscando respuestas, me preguntaba si ese grado de comunicación y contacto emocional con el público podría deberse a la proximidad en la declamación del texto y del habla humana, por las notas tapadas y abiertas que nos proporcionan los instrumentos históricos como en las lenguas habladas, con sus consonantes y vocales neutras, abiertas y cerradas. Lo cierto es que eran suposiciones y quería esclarecer los enigmas para poder compartir el resultado.

Cabe destacar que al principio del estudio de los instrumentos de época tenía que romper con algunas creencias equivocadas referentes a la práctica y al estudio musical: creencias relacionadas con las horas de estudio, el enfoque de problemas, la práctica repetitiva, diferentes tipos de cañas y boquillas, la distancia entre dedos, la posición del cuerpo, manos, muñecas… Todo tuvo una reconfiguración y, en el caso de las horas, una reducción considerable por el simple hecho de practicar con otro tipo de instrumentos, así como una reducción de la fatiga aun dedicando las mismas horas de estudio que destinaba anteriormente a un único instrumento. En la búsqueda de estas respuestas y, de algún modo, poder medir los beneficios, Ana y yo nos planteamos una serie de hipótesis y encontramos que había una relación considerable con las conexiones neuromusculares, el control labial, la fatiga muscular, así como con una mejora del movimiento digital debido a la descoordinación y alteración con la utilización de estos instrumentos históricos, como ocurre con la práctica deportiva basada en el entrenamiento cruzado. Asimismo, pudimos cuantificar el grado de estabilidad y de alteración corporal que cada persona experimentaba con cada uno de los instrumentos y su repercusión con la práctica diaria, así como su transferencia emocional en los escenarios.

Personal y emocionalmente hablando, lo que me ha aportado el estudio de los instrumentos históricos no me lo ha aportado el de los instrumentos modernos. O, al menos, no en el grado de dedicación y obtención del resultado a nivel emocional, por lo que al tiempo empleado para conseguirlo se refiere. Cierto es que mi trayectoria académica ha sido de esta manera anteriormente descrita y tal vez podría hablar de manera inversa en el caso de que hubiera sido, también, de un modo distinto. En este hipotético caso, habría que demostrarlo, pero lo cierto es que, después de estudiar y medir diferentes parámetros dentro de la diversidad instrumental que nos planteamos, llegamos a concluir que una buena praxis con instrumentos más próximos al habla humana y que tengan un impacto reducido sobre la posición natural del cuerpo facilitarán la transferencia emocional del intérprete y, por consiguiente, habrá una mayor probabilidad de poder emocionar al público.

De la misma manera que sucede con las competencias lingüísticas, una competencia instrumental mayor, aunque fuera dentro de un marco especializado en un único instrumento, favorecerá diferentes aspectos técnicos y fisiológicos, los cuales enriquecerán el conocimiento y la interpretación del músico, ampliarán la propia visión histórico-musical y mejorarán, por extensión, a la persona y su sensibilidad emocional».

Rober Gómez
Bailarín freelance y profesor de yoga
@hotelescenic
@titoroberotto

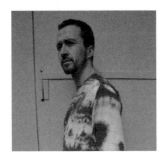

«En mi primera cita con Ana me sorprendió que no fuese directamente a solucionarme mi problema a nivel mecánico; muchas veces vas al fisioterapeuta u osteópata y te solucionan o desbloquean rápidamente, pero también de forma rápida vuelve el malestar. Ana buscó entender el origen y por qué había llegado a esa situación. Y esto, junto con su entendimiento de las artes y el cuerpo humano, es lo que más valoro de ella. A veces sus tratamientos no son efectivos al levantarte de la camilla; pero a medida que pasan las horas el cuerpo se ajusta y sigue tratándose por sí mismo a causa del trabajo anterior. Puedo decir que me ha salvado más de una vez.

Otra cosa que me gustaría destacar de ella es su implicación social y con los medios, como es el hecho de que publique este libro o haga vídeos para que las personas puedan recibir su trabajo o encontrar enlaces a este en las redes.

Así, para concluir, diría que todo tiene que ver con la implicación con la que hace su trabajo y la manera de tratar a sus pacientes.

Curioso estoy de ver dónde los años y la experiencia llevarán sus tratamientos.

Gracias, Ana».

Marc Horne
Flautista y profesor de música

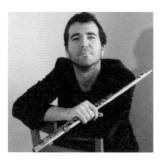

«Ana fue una pieza básica en una de las locuras más grandes que he hecho en mi vida: batir un récord de resistencia llegando a tocar 27 horas, 30 minutos y 25 segundos. Tocar esa cantidad de horas es una barbaridad y no se lo recomiendo a nadie, pues el riesgo que conlleva tocar durante tanto tiempo un instrumento es muy elevado y sin la ayuda de una gran especialista, como es Ana Velázquez, hubiera sido imposible lograrlo con éxito.

Desde el momento en que conocí a Ana me transmitió muchísima confianza. Enseguida vi que es una persona apasionada por su trabajo y con muchísima información. Tenía un plan preparado para prevenir todo tipo de lesiones, incluyendo un plan específico para la prevención de la distonía focal. Este último punto me asustó mucho, ya que sabía lo que era la distonía focal, pero no era consciente de que tocar durante 27 horas era suficiente como para poder contraerla.

Ana no solamente me ayudó a no lesionarme durante la maratón de flauta, sino que también me realizó una serie de visitas durante los meses posteriores para mejorar mi rendimiento durante la práctica del instrumento. Esta parte, en mi opinión, es bastante desconocida entre los músicos. El fisioterapeuta especialista en músicos no solamente está ahí para tratarte de una lesión, sino que también puede ayudarte a mejorar. A mejorar en todos los sentidos: ser más rápido, ser más flexible, ser más preciso, cansarte menos...

Desde las sesiones que tuve con Ana, mi enfoque hacia la práctica instrumental es distinto al que tenía hasta el momento, y así se lo quiero transmitir a mis alumnos también. Los conocimientos sobre la relación del instrumento con el cuerpo, y viceversa, son muy escasos entre los músicos y hace falta mucha educación para que esto cambie».

Susana Larriba
Bailarina

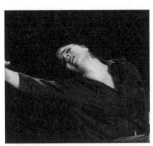

«¿Puede alguien conocer tu cuerpo mejor que tú misma?

¡Ana Velázquez sí lo hace!

Siempre se ha dicho que los bailarines somos una raza especial; podemos pasar de cero a mil, en intensidad, con solo dos corcheas, y de fuego a hielo con un suspiro. Esto es mucho hinchar y deshinchar la máquina; esto es rutina de trabajo duro; esto representa sentir el dolor en silencio.

«¿Por qué tienes que sentir dolor?», me dijo Ana cuando acudí a CPAE por mis problemas de codo y rodilla. Actividades que hacía fuera del ensayo y teóricamente deberían ser más amables yo las sufría como un calvario.

Gracias a mis sesiones de fisioterapia he optimizado mi rendimiento corporal, entendiendo los ríos de energía que fluyen en mí y tomando conciencia global. Gracias a la formación en los cursos de detección de señales de alarma de lesión en el cuerpo de un bailarín, enseño lo aprendido a mis alumnos con mucha más templanza y conocimiento».

Víctor Lleixà
Clarinetista y pedagogo

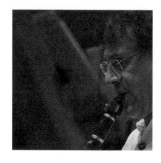

«Los músicos estamos acostumbrados a unas vivencias y una disciplina que a veces hacen que nos sintamos diferentes a otros colectivos. En multitud de ocasiones no aceptamos los consejos que se nos dan desde fuera, especialmente si quien nos da su opinión no es músico. Pensamos que no tienen ni idea, que llevamos muchos años en la profesión y que en nuestro mundo no puede entrar cualquiera.

Este es un retrato muy común en músicos que ya llevamos unas cuantas vueltas alrededor del Sol haciendo lo que más nos gusta, la música. Cuando nuestra generación empezó, con frecuencia te decían que lo más importante era estudiar muchas horas con el instrumento y nada más. ¿Nada más? Por suerte todo ha evolucionado, y menos mal que, gracias al trabajo, la observación y la innovación pedagógica, han aparecido buenos profesores, que ofrecen más ingredientes para una mejor receta de formación musical.

Uno llega a una madurez profesional con muchos conciertos, clases y cursos. Ya sabes de la importancia que tiene el cuerpo a la hora de tocar, analizando, probando, sintiendo; en definitiva, sacando tus propias conclusiones. Esto después de haberte leído un montón de libros sobre técnicas corporales que funcionan para los músicos y haciendo un cóctel de ideas con lo que uno ha experimentado.

Pero un día aparece una tal Ana Velázquez, saca una varita mágica y ¡zas!, empiezan a cambiar cosas.

La verdad es que con la fisioterapia estoy más que acostumbrado; en el ámbito familiar es una profesión que me rodea y sé de la importancia de esta, pero con Ana hay una cosa diferente, puesto que ella entra hasta el fondo de la música, de los músicos, de los bailarines, actores... Tengo entendido que cada año estudia un instrumento diferente y va conociendo todos los instrumentos para poder, así, analizar el comportamiento del cuerpo en cada uno de ellos y descubrir todas sus peculiaridades.

En un curso con Ana, estaba fascinado por su discurso, su sabiduría en el tema, por cómo lo transmitía; además, todo lo que explicaba me parecía que era nuevo para mí. De repente surgió el tema de la respiración, algo que me pareció de gran interés. Empezó a explicar cómo funcionaba y cómo deberíamos utilizar la musculatura para hacer la presión adecuada.

Desde mi inconsciente vanidad profesional, yo, que llevo muchos años experimentando maneras de respirar, le comenté mi desacuerdo, fruto de los —para mí— buenos resultados que había encontrado tocando de una forma diferente. Ella contradijo mi versión y decidí no seguir con la disputa.

Sin embargo, mi cerebro empezó a darle vueltas y probé lo que Ana me recomendó, una vez y otra... Después de un año de mucho esfuerzo y experimentación, cambié la forma en que utilizaba la musculatura para poder transmitir el aire al instrumento (cambiar un hábito no es tarea fácil, pero tampoco imposible) y obtuve muy buenos resultados.

Así, pues, no puedo hacer otra cosa que agradecerle a Ana toda su dedicación y sabiduría. En el fondo, se podría considerar que no solo es fisioterapeuta, sino también músico, porque gracias a ella la música mejora cada día y en cada músico que está a su alrededor».

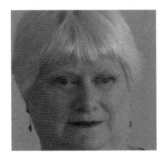

Pon un fisioterapeuta en tu familia: cómo el trabajo y la profesionalidad han mejorado la vida artística de mis hijas.

Soy madre de tres hijas que empezaron desde pequeñas a realizar actividades extraescolares artísticas: danza y música. Qué poco consciente era del complejo camino que emprendíamos juntas al apuntarlas a estas actividades. Yo estaba convencida de que complementaría su educación y sus valores personales. Siempre he pensado que el esfuerzo, la superación y el trabajo en equipo les ayudaría a lo largo de su vida. No ha habido un momento en el que crea que no haya sido así.

Primero su dedicación a la danza o la música no fue muy alta: un par de horas a la semana. Poco a poco, empezaron a necesitar más horas semanales y, con ello, a aumentar su esfuerzo y dedicación. Pasaron de hacer danza o música porque yo creía que podía ser bueno para ellas a que quisieran seguir porque les encantaba, llegando a estar inmersas a una preparación pseudoprofesional. Cuando hacían dos horas de clase y de entrenamiento, era consciente de que su cuerpo no necesitaba más que el de otros niños; lo necesario para crecer fuerte. Pero cuando ellas ya tenían una dedicación pseudoprofesional, ya no bastaba con lo que, como madre, consideraba: una buena alimentación, horas de descanso y el apoyo psicológico. De repente me di cuenta de que necesitaban la guía de un profesional que les ayudase a aliviar y reconducir todo el esfuerzo muscular y óseo que requerían.

Al principio solamente piensas que hasta que no haya una lesión, todo va bien y que, cuando aparezca, ya se hará lo habitual: ir al traumatólogo. Pero la tendencia de estos especialistas es inmovilizar hasta que se recupera la lesión. Cuando pasa, te das cuenta de que el esfuerzo que han estado haciendo durante meses se tira por la borda por estar tu hija inmovilizada; ves la cara de frustración de ella y piensas **que** tiene que haber otros caminos.

Cuando descubres el trabajo de un fisioterapeuta, entonces entiendes cómo un profesional puede complementar la dedicación de tus hijas. Ves cómo les enseña a cuidar esos músculos, cómo calentar, cómo estirar y cómo aliviar tensiones. Y, también, ellas se dan cuenta de cómo, poco a poco, las horas de entreno y de dedicación no necesariamente implican soportar el dolor, sino todo lo contrario: trabajar aún más contentas y felices porque están consiguiendo su meta sin tener que pagar un peaje para que el sistema muscular esté al 100 %.

Y ya no hablemos cuando hay una pequeña lesión. Cuántas veces la fisioterapeuta no solo busca la causa de la lesión, sino que también guía para prevenir que no vuelvan a tener otra. Recuerdo una vez, cuando a mi hija mediana le quedaban quince días para hacer uno de los exámenes importantes de su grado profesional, y llevando un año y medio preparándose, empezó a tener una lesión en el pulgar del pie izquierdo. Recuerdo la frustración y la rabia de mi hija al pensar que no podría recuperarse a tiempo. Nuestra fisioterapeuta nos tranquilizó. A base de su tratamiento y unos ejercicios en casa, su dedo pulgar fue recuperándose hasta tal punto que no solo pudo hacer el examen, sino que además sacó buena nota.

A lo largo de los estudios de música y danza de mis hijas, hemos incorporado visitas a nuestra fisioterapeuta. A veces las visitas son para mantener y poner a punto su cuerpo. A veces, para aliviar y recuperar pequeñas lesiones o malas posturas. Como madre no concibo unos estudios profesionales de danza o música sin el apoyo de estos profesionales. Las niñas han ido creciendo al mismo tiempo que su dedicación. Sin los consejos y tratamientos de un fisioterapeuta, posiblemente su crecimiento se hubiera visto comprometido. Su apoyo, ayuda y conocimientos me han permitido verlas crecer y continuar disfrutando de sus actividades artísticas».

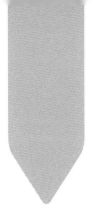

BIBLIOGRAFÍA

Ackermann, B. J.; O'Dwyer, N.; Halaki, M., «The difference between standing and sitting in 3 different seat inclinations on abdominal muscle activity and chest and abdominal expansion in woodwind and brass musicians», *Front Psychol.*, 5, 913, agosto de 2014, DOI: 10.3389/fpsyg.2014.00913, eCollection, 2014.

Alexander, G., *La eutonía. Un camino hacia la experiencia total del cuerpo,* Buenos Aires, Paidós, 1986.

Aristóteles, *Poética*, Barcelona, Icaria, 1998.

Artaud, A., *El teatro y su doble*, Barcelona, Edhasa, 1999.

Bará, A., *La expresión por el cuerpo,* Buenos Aires, Búsqueda, 1975.

Barba, E., y Savarese, N., *L'arte segreta dell'attore*, Lecce, Argo, 1998.

Bartal, L., y Ne'eman, N., *Conciencia del movimiento y creatividad*, Madrid, Dilema, 2010.

Beare, W., *La escena romana*, Buenos Aires, Eudeba, 1964.

Bernard, M., *El cuerpo*, Buenos Aires, Paidós, 1985.

Berry, C., *La voz y el actor*, Barcelona, Alba Editorial, 2006.

Bertherat, T., y Bernstein, C., *El cuerpo tiene sus razones*, Madrid, Paidós, 2001.

Bogart, A., *Antes de actuar. La creación artística en una sociedad inestable*, Barcelona, Alba Editorial, 2007.

Bond, M., *Técnicas de Rolfing-Movimiento*, Barcelona, Urano, 1996.

Bosco, J., y Burell, V., *Danza y Medicina. Las actas de un encuentro*, Madrid, Librerías Deportivas Esteban Sanz, 2001.

Brandfonbrener, A. G., «Theatrical patients in a performing arts practice», *Medical Problems of Performing Artists*, vol. 14, 1, 21, marzo de 1999.

Brook, P., *El espacio vacío*, Barcelona, Península, 2012.

Bustos, I., *Tratamiento de los problemas de la voz*, Barcelona, CEPE, Ciencias de la Educación Preescolar y Especial, 1995, *La voz. La técnica y la expresión*, Barcelona, Paidotribo, 2003.

Calais-Germain, B., *Abdominales sin riesgo*, Barcelona, La Liebre de Marzo, 2010.

Caneiro, J. P., y O'Sullivan, P., «The influence of different sitting postures on head/neck posture and muscle activity», *Manual Therapy*, vol. 15, 1, 54-60, febrero de 2010.

Cano, R.; Martínez, R. M.; Miangolarra, J. C., *Control y aprendizaje motor*, Madrid, Panamericana, 2016.

Carlson, M., *Teorie del teatro*, Bolonia, Il Mulino, 1984.

Chejov, M., *Al actor. Sobre la técnica de actuación*, Buenos Aires, Quetzal, 1993.

Claus, A. P.; Hides, J. A.; Moseley, G. L.; Hodges, P. W., «Is "ideal" sitting posture real? Measurement of spinal curves in four sitting postures», *Manual Therapy*, vol. 14, 4, 404-408, agosto de 2009.

Clippinger, K., *Anatomía y cinesiología de la danza*, Barcelona, Paidotribo, 2011.

Davis, F., *La comunicación no verbal*, Madrid, Alianza Editorial, 1995.

Dennis, A., *El cuerpo elocuente*, Barcelona, Fundamentos, 2014.

Doidge, N., *El cerebro se cambia a sí mismo*, Madrid, Aguilar, 2008.

Dolto, F., *La imagen inconsciente del cuerpo*, Barcelona, Paidós, 1986.

Dropsy, J., *Vivir en su cuerpo. Expresión corporal y relaciones humanas*, Buenos Aires, Paidós, 1987.

Feldenkrais, M., *Autoconciencia por el movimiento*, Barcelona, Paidós, 1997, *El poder del yo*, Barcelona, Paidós, 2006., *La sabiduría del cuerpo*, Málaga, Sirio, 2014.

Fo, D., *Manuale minimo dell'attore*, Turín, Einaudi, 1997.

Fons, M., «L'actor com a imitador/simulador: performance i neurociència», *Quaderns de l'Institut del Teatre*, 36, 2009.

Franklin, E., *Danza. Acondicionamiento físico*, Barcelona, Paidotribo, 2007.

Gagey, P. M., y Weber, B. *Posturología. Regulación y alteraciones de la bipedestación*, Barcelona, Elsevier Masson, 2001.

Gómez, S., y Vargas, A., *De la danza académica a la expresión corporal*, Murcia, Diego Marín Librero Editor, 2012.

Gran enciclopèdia catalana, Barcelona, Gran Enciclopèdia Catalana, 1998.

Grotowski, J., *Hacia un teatro pobre*, Madrid, Siglo XXI Editores, 1970.

Gurquel, A., *Elongación x elongación*, Buenos Aires, Balletin Dance, 2006.

Howse, J., *Técnica de la danza y prevención de lesiones*, Barcelona, Paidotribo 2002.

Irvin, P., *Directores. Artes escénicas*, Barcelona, Océano, 2003.

Jackson-Menaldi, M. C. A., *La voz normal y patológica*, Madrid, Panamericana, 1992.

Kalmar, D., *Qué es la expresión corporal*, Buenos Aires, Lumen, 2005.

Kenny, D., y Ackermann, B., «Performance-related musculoskeletal pain, depression and music performance anxiety in professional orchestral musicians: a population study», *Psychology of Music*, vol. 43, 1, 43-60, University of Sydney, Australia, enero de 2015 [publicado en línea, con anterioridad a su impresión, el 2 de septiembre de 2013; DOI: 10.1177/0305735613493953].

Kinsey Goman, C., *Sin palabras. La fuerza de la comunicación no verbal en el trabajo*, Barcelona, Integral, 2008.

Le Huche, F., y Allali, A., *La voz. Tomo 3. Patología vocal de origen orgánico*. 2 ed. Barcelona: Masson; 2004.

Learreta, B.; Sierra, M. Á.; Ruano, K., *Los contenidos de Expresión Corporal*, Barcelona, INDE Publicaciones, 2005.

Lecoq, J., *Il corpo poetico*, Milán, Ubulibri, 2000.

Mantovani, A., y Morales, R. I., *Juegos de expresión dramática*, Ciudad Real, Ñaque, 1999.

Mignon, P. L., *Historia del teatro contemporáneo*, Madrid, Guadarrama, 1973.

Miller, C., «Dance medicine: current concepts», *Phys Med Rehabil Clin N Am*, 17, 4, 803-811, noviembre de 2006.

Molinari, C., *Storia del teatro*, Milán, Laterza, 1996.

Moliner, M., *Diccionario del uso del español*, Madrid, Gredos, 1998.

Molner, À., *Taller de voz: recursos para evitar las afecciones vocales, mejorar la expresión y vencer el miedo a hablar en público*, Barcelona, Alba Editorial, 2005.

Motos, T., *Iniciación a la expresión corporal (teoría, técnica y práctica)*, Barcelona, Humanitas, 1983.

Ohlendorf, D.; Wanke, E. M.; Filmann, N.; Groneberg, D. A..; Gerber, A., «Fit to play: posture and seating position analysis with professional musicians - a study protocol», *Journal of Occupational Medicine and Toxicology*, 12, 5, marzo de 2017.

Pavis, P., *Diccionario de teatro. Dramaturgia estética, semiología*, Barcelona, Paidós, 1998.

Pisk, L., *The Actor and His Body*, Londres, Harrap,1975.

Richards, T., *Trabajar con Grotowski sobre las acciones físicas*, Barcelona, Alba Editorial, 2015.

Ridocci, M., *Creatividad actoral*, Ciudad Real, Ñaque, 2005.

Rolf, I. P., *Rolfing. La integración de las estructuras del cuerpo humano*, Barcelona, Urano, 1977.

Ruiz, F., *Historia del teatro español, siglo XX*, Madrid, Cátedra, 1997.

Salzer, J., *La expresión corporal: una enseñanza de la comunicación*, Barcelona, Herder, 1984.

Sánchez, J. A., *La escena moderna*, Madrid, Akal, 1999.

Schinca, M., *Expresión corporal*, Barcelona, Praxis, 2002.

Small, K.; McNaughton, L.; Matthews, M., «A systematic review into the efficacy of static stretching as part of a warm-up for the prevention of exercise-related injury», *Research in Sports Medicine*, 16, 3, 213-231, 2008.

Spahn, C.; Wasmer, C.; Eickhoff, F.; Nusseck, M., «Comparing violinists' body movements while standing, sitting, and in sitting orientations to the right or left of a music stand», *Medical Problems of Performing Artists*, vol. 29, 2, 86, junio de 2014.

Stanislavski, K., *Manual del actor*, México D. F., Diana, 1999. *El trabajo del actor sobre sí mismo en el proceso creador de la vivencia*, Barcelona, Alba Editorial, 2003.

Suárez, Á. *Trastornos de la voz: estudio de casos*, Madrid, EOS, Instituto de Orientación Psicológica Asociados, 2004.

Szczygiel, E.; Zielonka, K.; Metel, S.; Golec, J., «Musculo-skeletal and pulmonary effects of sitting position - a systematic review», *The Annals of Agricultural and Environmental Medicine,* vol. 24, 1, 8-12, 2017.

Tomkins, C., *Duchamp*, Barcelona, Anagrama, 1999.

Tulon, C., *Cantar y hablar*, Barcelona, Paidotribo, 2005.

Veiga, M. P., *Educación de la voz: anatomía, patologías y tratamiento*, Vigo, Ideaspropias Editorial, 2004.

Zi, N., *El arte de respirar: seis sencillas lecciones para mejorar la salud, la interpretación artística y el rendimiento atlético*, Madrid, Arkano Books, 1998.

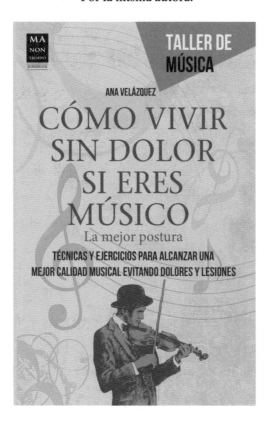

Cómo vivir sin dolor si eres músico
Ana Velázquez

Los músicos están expuestos –más que la mayoría de las profesiones– a lesiones musculares y articulares debido a la repetición de sus movimientos. La mejor manera de prevenirlas es enseñando desde los comienzos la más óptima colocación del instrumento y evitar las alteraciones en el sistema postural.

Este libro ofrece los recursos necesarios en cada tipo de instrumento para mejorar la postura interpretativa y evitar lesiones que mermen el trabajo de un músico.

Tiene como finalidad optimizar el rendimiento y calidad artística del músico ya que ofrece recursos para mejorar la postura interpretativa y en consecuencia la relación que cada músico tiene con su instrumento.

El trabajo del músico es una de las profesiones con mayor riesgo a la hora de padecer una lesión, ya que sus movimientos repetitivos y en ocasiones forzados producen posturas que entrañan un peligro para las articulaciones y el sistema muscular. Es tarea –también– del músico conocer cuál es el origen de las alteraciones posturales y las lesiones para corregirlas desde un principio. La calidad y creatividad del músico se verán mejoradas al corregir esas alteraciones, pudiendo acceder de este modo a un nuevo estado de perfeccionamiento musical que hasta ahora le había sido vedado.

Taller de música

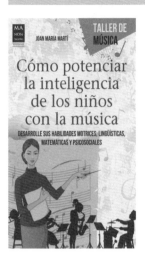

CÓMO POTENCIAR LA INTELIGENCIA DE LOS NIÑOS CON LA MÚSICA

Joan M. Martí

La música estimula las capacidades de ambos hemisferios en el cerebro, potenciando globalmente las habilidades de los niños a través del aprendizaje musical. Es, por tanto, una herramienta transversal para el aprendizaje de todo tipo de materias.

Está demostrado que hay una relación directa entre una temprana educación musical y el crecimiento cognitivo de materias como las matemáticas, los idiomas o las ciencias naturales. La inteligencia musical puede manifestarse desde muy temprano, tan sólo es necesario que padres y educadores apoyen el interés musical de los niños de una manera cálida, afectuosa y amable. Este libro ofrece una serie de recursos prácticos para desarrollar en el aula o en casa con el fin de mejorar la educación de los niños en cualquier ámbito.

SER MÚSICO Y DISFRUTAR DE LA VIDA

Joan M. Martí

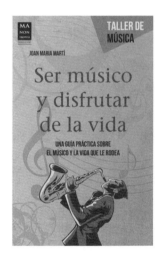

La música expresa sentimientos, circunstancias, pensamientos o ideas. El arte de las musas es un noble estímulo que hace que la gente baile, cante, escuche con atención o se emocione profundamente. Quien se encarga de transmitir todas estas sensaciones es el músico y este libro trata sobre todo aquello que envuelve su vida: su relación con el profesor, con su familia, con su pareja y también con su instrumento.

¿Cómo vive una actuación un músico? ¿Disfruta, se agobia, la padece? ¿Qué actitud debe tener un músico con sus maestros? ¿Cómo es la relación con su pareja? ¿Qué significa ser músico en nuestra sociedad?

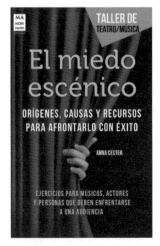

Taller de teatro/música

EL MIEDO ESCÉNICO

Anna Cester

Muchos cantantes, bailarines, actores, músicos… ya sean amateurs, estudiantes o grandes intérpretes afirman que la ansiedad escénica les afecta negativamente, disminuyendo su rendimiento y la calidad de su actuación. Es un hecho evidente que el trac no es selectivo, nos afecta a todos en mayor o menor intensidad.

El objetivo principal de este libro es ofrecer al lector conocimientos y habilidades en la preparación para actuar ante público, así como recursos para afrontar la ansiedad escénica sin que ésta interfiera en su buena interpretación

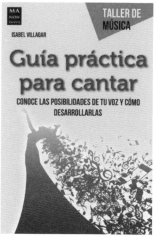

GUÍA PRÁCTICA PARA CANTAR
Isabel Villagar

Cantar de una manera sana requiere un entrenamiento muscular igual que cualquier actividad que requiera una coordinación motora, como patinar, conducir, ir en bicicleta, etc. Cualquier persona puede adquirir un conocimiento consciente del funcionamiento de su voz que le permita desarrollar todo su potencial artístico. En esta guía, Isabel Villagar explica con numerosos ejemplos las posibilidades de la voz y cómo desarrollarlas de una manera adecuada.

• Las cualidades del sonido y del aparato fonador.
• ¿Cómo se puede ejercitar y desarrollar la voz?
• La articulación en la voz cantada.
• Rango vocal y tesitura.

GUÍA PRÁCTICA PARA CANTAR EN UN CORO
Isabel Villagar

Cantar en coro es una de las actividades más placenteras y enriquecedoras que existen. Todo el mundo puede cantar porque está en nuestra naturaleza, sin embargo, la formación de un cantante no se da de modo espontáneo, sino que debe entenderse como la adquisición de una habilidad psicomotriz. El esquema corporal vocal lo constituyen experiencias significativas, organizadas y sistematizadas tanto mental como corporalmente y para ello se diseñan los ejercicios vocales y las propuestas metodológicas con el fin de que se apliquen a un grupo de cantantes.

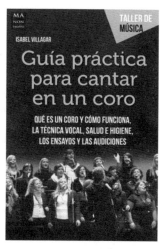

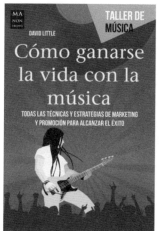

CÓMO GANARSE LA VIDA CON LA MÚSICA
David Little

El negocio de la música ha conocido una transformación radical en el último cuarto de siglo. La expansión de Internet, la implantación de potentes ordenadores, el desarrollo de la tecnología portátil son el paradigma de una nueva y apasionante era en la que la promoción musical se rige por derroteros muy diferentes a los de antaño. ¿Hasta dónde llega esta fascinante metamorfosis?

El autor de este libro, músico y periodista, nos descubre cuáles son las principales vías de ingresos de un músico y la mejor manera de que estos profesionales puedan dar a conocer su trabajo. Nos habla de la importancia del artista y el público objetivo al que se dirige, cómo debe contar su propia historia y conseguir que los contenidos sean virales.

Todos los títulos de la colección *Taller de*:

Taller de música:
Cómo leer música - Harry y Michael Baxter
Lo esencial del lenguaje musical - Daniel Berrueta y Laura Miranda
Apps para músicos – Jame Day
Entrenamiento mental para músicos – Rafael García
Técnica Alexander para músicos – Rafael García
Cómo preparar con éxito un concierto o audición – Rafael García
Las claves del aprendizaje musical - Rafael García
Técnicas maestras de piano - Steward Gordon
El Lenguaje musical - Josep Jofré i Fradera
Home Studio - cómo grabar tu propia música y vídeo – David Little
Cómo componer canciones – David Little
Cómo ganarse la vida con la música – David Little
El Aprendizaje de los instrumentos de viento madera – Juan Mari Ruiz
La técnica instrumental aplicada a la pedagogía – Juan Mari Ruiz
Cómo potenciar la inteligencia de los niños con la música – Joan María Martí
Cómo desarrollar el oído musical – Joan María Martí
Ser músico y disfrutar de la vida – Joan María Martí
Aprendizaje musical para niños – Joan María Martí
Aprende a improvisar al piano - Agustín Manuel Martínez
Mejore su técnica de piano – John Meffen
Musicoterapia - Gabriel Pereyra
Cómo vivir sin dolor si eres músico – Ana Velázquez
Guía práctica para cantar en un coro – Isabel Villagar
Guía práctica para cantar – Isabel Villagar
Cómo enseñar a cantar a niños y adolescentes - Isabel Villagar
Pedagogía práctica de la Guitarra - José Manuel González
Produce y distribuye tu música online - Aina Ramis

Taller de teatro:
La Expresión corporal - Jacques Choque
La Práctica de los monólogos cómicos – Gabriel Córdoba
El arte de los monólogos cómicos – Gabriel Córdoba
Guía práctica de ilusionismo – Hausson
Cómo montar un espectáculo teatral – Miguel Casamajor y Mercè Sarrias
Manual del actor – Andrés Vicente

Taller de teatro/música:
El Miedo escénico – Anna Cester

Taller de cine:
Producción de cine digital – Arnau Quiles y Isidre Montreal

Nuevos formatos de cine digital - Arnau Quiles

Taller de comunicación:
Hazlo con tu Smartphone – Gabriel Jaraba
Periodismo en internet – Gabriel Jaraba
Youtuber – Gabriel Jaraba

Taller de escritura:
Cómo escribir el guion que necesitas – Miguel Casamajor y Mercè Sarrias
El scritor sin fronteras – Mariano Vázquez Alonso
La novela corta y el relato breve – Mariano Vázquez Alonso